Life Stories

看護を未来につなぐ

ライフストーリーズ

編集◉第36回日本看護科学学会学術集会企画委員
協力◉2015～2017年 JANS若手研究推進委員会

JANS

日本看護協会出版会

はじめに〜この本について

このたび、第三六回日本看護科学学会（ＪＡＮＳ）学術集会（二〇一六年一二月一〇・一一日開催）のプログラムとして実施された「偉大なる先輩看護者との交流会」の記録が出版されることになりました。この企画が一冊の本になって残ることになったのは、学術集会長を務めた私にとっては望外の喜びです。

そもそもこの企画は、企画委員会の若手委員が提案したことから始まりました。「看護界の大先輩の話を聞きたい」「偉大な先駆者が歩んできた道のりがどのようなものかを聞くことは、とても興味深く意義がある」という若手の委員の発案に私は深く共感しました。というのは私自身も若いときに、日本の看護の歴史を切り拓いてこられた先生方が歴史の節目節目で何を考えどう行動されたのか、そのときのうれしさ、くやしさ、情けなさなど、さまざまな感情を率直に表現しながら看護への思いを語られる姿に直接触れる機会を得ていたからです。そしてそのことを通して、看護を深く考えることができたという実感を持っていました。

それら諸先輩方に共通していたのは、過去を振り返るだけでなく、そこから未来への期待や希望を必ず語られることでした。偉大な先輩方は常に前を向き、これから先に何をすべきか、どうなっていかなくてはいけないかを考え続けておられたのだろうと思います。

企画の当初、〝看護界のレジェンドの話を聞く〟といったインパクトのあるプログラム名候補が挙がりました。レジェンドという言葉が企画内容を一番よく表しているという意見が大半でしたが、しかしこの語句は「伝説」とか「伝説的人物」という意味が一般的であり、現在も看護界の第一線で活躍されている方々をそのように称することに抵抗がありました。そこで、いずれは看護界の伝説として語り継がれるような業績を重ねてこられた「偉大なる先輩看護者」とすることにしたのです。モーニングセッションというプログラム枠を設けて実施しましたが、その名が表すように、朝の八時一五分からの開始で、講師の先生方には真冬の朝早くからお出でいただかなければならないという、ちょっと過酷なセッションになってしまいました。

そのような条件にもかかわらず、七人のまさに看護界の各分野における、偉大なる先輩看護者の方々に講師を引き受けていただいたことが、このセッションの成功と本書の刊行をもたらしました。稲岡文昭先生、川村佐和子先生、川嶋みどり先生、小玉香津子先生、近藤潤子先生、清水嘉与子先生、南裕子先生には、セッションへ参加していただいたこととともに、本書のため、ご自身の語りをあらためて吟味し直し、より内容を深めるべく追記の労を取ってくださいましたことを、心より感謝申し上げます。

言うまでもなく、この「偉大なる先輩看護者との交流会」にご登場の先生方はいずれも、それぞれの分野で先駆的な活動を牽引し、新たな看護の道を切り拓いてこられた方々です。お一人お一人の意外な一面が感じられる魅力的なライフストーリーや看護への思い、若い看護者に宛てた熱いメッセージを、本書でじっくり堪能していただきたいと思います。

＊

そして、今回の企画のもう一方の主役は若手の看護研究者です。先輩看護者の話を一方的に聞くのではなく、その語りから触発された自分の中の何かを基に、若手研究者が先輩看護者と対話することをめざしました。意味ある対話を果敢に引き出す重要な役割は、「ＪＡＮＳ若手の会」に所属する有志の方々に担っていただきました。私は、同学会で初めてのこうした試みの成功を、セッションが終わった後の両者の感想から確信しました。特に印象的だったのは、ある先輩看護者からの「若い人たちがいろいろなことを深く考えているとわかり、看護の将来に希望が持てた。これは大丈夫と確信できた」という声でした。

余談ですが、このプログラムの企画にあたり「若手」の条件を決めたのですが、世間一般でいう「若手」と看護界のそれに若干のギャップがあることが判明したのは、ちょっとした副産物でした。ともかく、交流会でのファシリテーション、および会の運営にご協力いただきました「ＪＡＮＳ若手の会」の皆さまに、ここであらためて感謝を申し上げます。

＊

急速な高齢化と深刻な少子化による人口減少、速いスピードで変化する医療技術・知識、国民のヘルスケアニーズの多様化、働き方改革などに伴い、わが国の保健医療福祉制度はめまぐるしく変化しています。そして病院だけでなく、人々が暮らすさまざまな場で看護の力が求められています。ＡＩやロボットとも共存していくこれからの時代を担う若い看護者には、世の中の変化に対応しつつ、望ましい未来を築くための変革に自ら進んで取り組む姿勢や行動の指標となるべきものを、少しでも本書から学んでいただけたら幸いです。きっと、さまざまな示唆が得られるものと確信しています。半世紀以上にわたって看護専門職を生きてこられた先輩看護者の問題意識の高さと、前を見据えてなお進もうとする力に、私自身、脱帽しています。

最後に、学術集会終了後まもなく本書の企画を提案し、刊行に至るまでご尽力いただきました編集者の村上陽一朗氏に深く感謝いたします。また、学術集会企画委員会の委員をはじめ、企画、運営、実施にかかわられたすべての皆さまに重ねてお礼申し上げます。

二〇一八年一〇月

第三六回日本看護科学学会学術集会
会長　岡谷恵子

編集と協力

◉編集：第三六回日本看護科学学会学術集会企画委員

岡谷恵子（一般社団法人日本看護系大学協議会 常任理事）——第三六回学術集会 会長
小室佳文（東京医科大学医学部看護学科 教授）
吉岡京子（国立保健医療科学院生涯健康研究部 主任研究官）
春日広美（東京医科大学医学部看護学科 准教授）
上野里絵（東京医科大学医学部看護学科 准教授）
清水典子（東京医科大学医学部看護学科 講師）
河田照絵（聖路加国際病院）

◉協力：二〇一五〜二〇一七年 ＪＡＮＳ若手研究推進委員会

西村ユミ（首都大学東京健康福祉学部 教授）——ＪＡＮＳ若手研究推進委員会 委員長
岩國亜紀子（関西医科大学看護学部 講師）
大澤絵里（国立保健医療科学院国際協力研究部 主任研究官）
坂井志織（首都大学東京健康福祉学部看護学科 助教）
鳥本靖子（国際医療福祉大学小田原保健医療学部看護学科 准教授）
濱吉美穂（佛教大学保健医療技術学部看護学科 准教授）
丸尾智実（神戸市看護大学 准教授）
綿貫成明（国立看護大学校看護学部看護学科 教授）

目次

稲岡文昭

いなおか・ふみあき　一九三七年生まれ。精神科看護を経験後、一九六七年、七〇年と二回にわたり渡米。現地の地域総合精神保健センターで勤務するかたわらニューヨーク市立リーマン大学看護学部で学士号、コロンビア大学大学院看護学部地域精神看護学科で修士号修得。卒業後ＣＮＳとして活躍する。帰国後は国立公衆衛生院看護学部、日本赤十字看護大学にて学部長などを歴任。二〇〇〇年に日本赤十字広島看護大学の初代学長に就任する。また日本精神保健看護学会の設立に尽力したほか、文部科学省の看護学・保健学視学委員などを担当する。著書に『人間関係論―ナースのケア意欲とよりよいメンタルヘルスのために』（日本看護協会出版会）、『精神看護』（文光堂）、『ワトソン看護論―ヒューマンケアリングの科学』（医学書院）などがある。

若手からの問い

「男性として看護師という職業に就く人がさらに少ない時代、どのようにこの道を選ばれたのですか？」

「苦痛を持つ患者への共感と、そのことからくる看護師自身の感情の危機にどう折り合いをつければよいのでしょうか？」

「次世代教育・研究者たちが担うべき「変革」に、どのように臨めばよいのでしょうか？」

広い世界を見てみたい！

皆さん、おはようございます。今日はまず、この私が五〇年近く前――一ドルが三六〇円で、ビザがなかなか取れなかったような時代――にアメリカに渡った理由からお話をしましょう。

先日、NHKのテレビ番組「歴史秘話ヒストリア」で、フランスの作家**ジュール・ヴェルヌ**の『**八〇日間世界一周**』（創元SF文庫、一九七六年）を題材にした「**挑戦！八〇日間世界一周**」が放映されていました。同書が刊行されてから一七年後に、ニューヨークで活躍していた二人の女性記者が世界一周の旅に出ました。彼女たちは勤務する会社が異なるライバル同士で、一人は西海岸を経て太平洋側から、もう一人は大西洋側から互いに逆回りでほぼ同時に出発します。今から一三〇年近く前の、日本では明治時代の出来事です。そんな時代の女性が「あなたと私、どちらが八〇日以内に戻ってこられるか」という動機だけでそのような挑戦をしたのです。作家の奇抜な想像力、出版社の独創的な企画、女性記者たちのたくましい行動力に圧倒されます。皆さんも世界一周をしてみたいと思いませんか？　そしていろんなものを見てみたいと思いませんか？（**▼追記「ピースボートで地球一周」参照**）

私は大阪郊外にある比較的恵まれた環境に育ち、いわゆる〝**ぼんぼん学校**〟と言われたフランスマリア会に所属するカトリック学校に通っていました。規律が極めて厳しい反面、外国語の授業時間が多く、世界の歴史や異文化、外交秘話などについて学ぶ機会に恵まれ、漠然と外交官に憧れていました。

―編集部注―

ジュール・ヴェルヌ：Jules Gabriel Verne（一八二八～一九〇五）。フランスの作家。出版社経営、株式仲買人などをしながら、多くの小説や戯曲を書く。小説は子ども向け作品として書き直されたり、映画やアニメの原作になったりし、今も幅広い人気を誇る。サイエンスフィクション（SF）の祖として、「SFの父」とも呼ばれている。主な著書に『月世界へ行く』『海底二万里』『十五少年漂流記』『八〇日間世界一周』などがある。

『八〇日間世界一周』：ジュール・ヴェルヌの代表作の一つ。一八七三年に出版される。イギリス人資産家のフィリアス・フォッグが執事のパスパルトゥーを従えて、八〇ところが高校三年の春、父親が経営管理する関連会社が倒産・破産したため、高校卒業と同時に働かざるをえなくなりました。就職したオランダ貿易商社は主に中近東や東南アジア諸国に日本の製品を輸出する会社で、私の仕事は郵便局や銀行、他商社への使い走りをしたり、通産省や税関に（実のところ巧妙に署名や輸出品の質などを偽装した）書類を持参して、担当役人にこっそりと手土産を渡し、一時間でも早く輸出に必要な信用状（L／C）をもらうことでした。

当時の私は、税関から近い神戸港に停泊する巨大な貨物船を見ながら「日本は海に囲まれているのではなく、世界に広がっているのだ！ 海外に行きたいなー」と空想することで、不正への加担からくるスッキリしない気持ちを浄化していました。

この商社では、年に数回オランダ本社から幹部役員が監査に来ます。私は先輩とともに接待役になり、二次会で彼らに夜の女性をお世話する仕事が課せられていたのですが、それが嫌で仕方がありませんでした。でも仕事だからやらなきゃならない。当時、輸入・輸出はイギリスやアメリカ、オランダなどの外国商社が取り仕切っており、貿易商社マンにそこまでの気遣いがなければ、日本は生き残れなかった時代でした。

それでも、ほぼ三年間も働くことができたのは、「外国と交流している」という実感を持てたからですが、結局この世界で生きていくことができなかったのは、青春時代特有の潔癖さや正義感、競争の中で嘘をついたり騙したり、策略を仕掛け人を陥れることが許せなかったからです。生まれて初めて、自分の生きる信条というか、価値観や理念のようなものを認識したのでした。

日で世界一周をしようと試みる波乱万丈の冒険小説。これまでに世界中で訳書が出版されているほか、多くの舞台、映画、テレビ、アニメの原作となっている。

挑戦！八〇日間世界一周：一八八九年、アメリカのジャーナリストであるネリー・ブライは、勤めていた新聞社のために八〇日間で世界を一周しようと試みた。彼女はその旅を七二日間で成し遂げた。これに対抗する形でブライとは逆回りの旅程で、雑誌社からエリザベス・ビスランドが八〇日間での世界一周に挑み、結果七六日を要した。

ぼんぼん：主に関西圏で、良家の育ちのよい男の子をさす言葉。「ぬるま湯で育った世間知らず」との意味で使われることもある。

「男なのに、どうして看護の世界に入ってくるの？」

終戦から一〇年を迎えた一九五〇年代半ばまで（昭和三〇年ごろ）、当時の日本はまだまだ貧しく仕事がありませんでした。商社の仕事を断念した私は、あるとき大阪赤十字病院のそばを歩いていると、ふとフェンスの張り紙が目に留まりました。「看護学生募集、女子五〇名、男子若干名、全寮制・食事代・教材無料、奨学金支給」。すぐに電話をすると、看護学院の若い先生が出てきて、「男子学生も頑張っていますよ。赤十字は人道が柱であり、災害看護は女性よりも男性のほうが期待されています。ジュネーブに本社がある国際的な組織で、努力すれば、将来男性も海外で活躍できる機会があるかもしれませんね」と入学を勧めてくれました。また、その先生の同僚がアメリカに留学しているという話も魅力的でした。

とはいえ、当時「女性の天職」である看護界に身を投じることには強い抵抗感があり、激しい葛藤に陥りました。しかし経済危機に直面した八人兄弟姉妹の一人だった私は、無料で専門職教育が受けられ、しかも奨学金をいただけるという誘惑には勝てませんでした。そして「医療の世界では、自分の生きる信条・信念が貫けるのではないか」と、自分の気持ちを合理化することにしたのです。

こうして三年遅れで大阪赤十字高等看護学院に入学しました。寮生活や授業、臨床実習では、当初こそ奇異に見られることがありましたが、特に性差を実感することはありませんであなたね、どうして看護の世界に入ってくるの？　医師になろうとはしないの？　もっと男にしかできない仕事をしたらどう？

私は激しい自己嫌悪に襲われました。つまり、彼女の一言が自分の逆鱗に触れたのは、まさに自分自身の中に潜む偏見と、医師に対するコンプレックスを的確に言い当てられていたからなのです。

した。しかし、三年生になったある日、もう一人いた男子学生が、同じ実習グループの女子学生から「あなたね、どうして看護の世界に入ってくるの？ 医師になろうとはしないの？ もっと男にしかできない仕事をしたらどう？」と揶揄されたのだと、私に話しました。

そのような考えを持っている同級生がいることにショックを受けた私は、その女子学生を呼び出して、彼に言ったことは事実なのかと確認すると、彼女はふてくされたような態度で「そうよ！ 私が男だったら医者になるわよ！ 何が悪いの？」と答えました。それでもう私は、かちーん！ ときて「それは性差別であり、〝看護婦は医師より劣る職業だ〟と自己宣告しているようなものだ！」と言い返したのです。が、しかしその後、私は激しい自己嫌悪に襲われました。つまり、彼女の一言が自分の逆鱗に触れたのは、まさに自分自身の中に潜む偏見と、医師に対するコンプレックスを的確に言い当てられていたからなのです。（▼**追記「医師に対するコンプレックス」参照**）

卒業を迎えた私には、手術室や小児科病棟で働く選択肢もありましたが、医師の指示が少なく自由裁量で働ける精神科病棟（大阪赤十字病院）を選びました。薬物療法をはじめ、インシュリンショック療法や電気ショック療法など、積極的に治療が行われており、医師が行う治療への的確かつ機敏な介助が求められる一方で、看護師にはベッドコントロールや日常生活支援などが一任されていました。また、退院時期についても看護師の考えが尊重され、一人の看護人として働く意義も充実感もありました。

しかし、総合病院の急性期精神科病棟（六〇床）に自身の生涯を託すことに擬疑を抱きながら、より広い世界を求めていた私は、就職二年目に周囲の大反対を押し切って上京し、四五〇床余りを有する公立精神病院に転職しました。その新しい職場は人里離れ森に囲まれた場所にあり、患者は設定された日課と役割に従い過ごすという毎日に、大都会で公私とも多忙な生活を送っていた私は、カルチャーショックを受けます。

一九六二年**当時**、すでに精神科看護基準が作成されており、作業療法やレクリエーション療法も組織的に行われ、コロニー棟も設置されていました。また、花見旅行や盆踊り、運動会などの年間行事も実施されていました。しかし一年も働くうちに、私はこれらすべてが、患者を一日でも早く発病前の地域社会に帰すことではなく、むしろ少しでも楽しく入院生活を送るための配慮である、という印象を強く持ちました。また、医療職員の労働環境が整えられており組織としても安定していたのですが、ある意味ではマンネリ化していました。

幸いなことに**日本精神科看護技術協会**の事務局が置かれ、各地の精神病院を訪問する機会があり、看護人として学ぶことも多々ありましたが、そこでわかったのは、全国の精神病院で「入院中心の医療」が行われていることを、誰も疑問視していないことでした。（▼**追記**「**入院中心の医療**」**参照**）

広い世界を見てみたい！　広い視野で看護を考えてみたい！

私はこうした精神障害者の人権を軽視した医療の大波に、稲岡という一人の人間、一人の看護人としての存在が呑みこまれてしまう恐れを感じました。再びアイデンティティの危機に見舞われたのです。同時に、収容されている患者が、一回しかない人生をこの施設の中で

当時の精神科医療：一九五〇（昭和二五）年に精神衛生法が制定され、精神障害者の私宅監置の禁止、医療保護入院や措置入院・緊急措置入院が新設、都道府県への公立の精神病院の設置が義務づけられた。障害福祉制度が整備される一方で、精神疾患は隔離の対象とされ、更生できなかった者は保護の対象として精神科病院に隔離された。

一九五五（昭和三〇）年前後から、国庫補助の影響もあり民間精神病院が多数建設され病床数が増え続けるとともに、向精神薬の発見・導入によって薬物療法が開始された。それに伴い、病状の改善した患者の長期入院・社会的入院が課題となっていった。

日本精神科看護技術協会：現・日本精神科看護協会。

消え入るように亡くなってしまっていいのか、という疑問を持ちました。私は「何か行動をしなければならない」という強迫的な思いに駆られ、精神医療ソーシャルワークを学ぶために、夜勤をしながら日本社会事業大学大学院研究科に通い始めました。

大学院では、精神医療についての授業で私がプレゼンテーションを担当することになり、教授の助言で「アメリカの精神医療の歴史と現状」に関する英語文献を解読する機会を得ました。アメリカでは一九六三年以来、第三の医療革命と言われる「地域精神医療」が積極的に推進され、効果を上げていることを知ったのです。また院内の「精神力動概念」についての勉強会からも刺激を受け、これらの契機に、なんとしてでも渡米しようと決意を固め、横浜ＹＭＣＡの英会話教室での勉強にエネルギーを投入しました。（**▼追記「英会話教室に通う日々」参照**）

結局、年二回ある**フルブライト奨学金**の試験に失敗して落ち込んでいたところに、大学院時代の友人が日米交換看護師研修制度というものを紹介してくれました。当時アメリカの大都市圏では看護師が極度に不足しており、外国から看護師を補充しようとしていたのです。二年間滞在できる特別ビザで、一年間の研修を受けながら決められた病院で働くという制度でした。

一九六七年九月、サンフランシスコ経由で憧れのニューヨークに飛び立つことができました（ちなみに翌年の一九六八年、男性看護者の名称が、看護人から看護士へと変更されました）。私は週に一日だけニューヨーク大学のがん専門コースで学び、残りの平日四日間は、ニューヨークの**メモリアル・スローン・ケタリングがんセンター**で働きました。大学では修了課題とし

精神科看護に携わる人を対象とした看護職能団体。一九四七（昭和二二）年に男性看護者による全日本看護人協会として発足。五八年男女会員からなる日本精神科看護協会（会員数八〇〇人）に。七六年社団法人日本精神科看護技術協会を経て、二〇一四年一般社団法人日本精神科看護協会となる。

フルブライト奨学金：日米教育委員会（フルブライト・ジャパン）が扱う奨学金。一九四五年にウィリアム・フルブライトアメリカ上院議員が提唱した「フルブライト教育交流計画」によって発足した。奨学生が各自の専門分野の研究を行うとともに、なんらかの形で日米の相互理解に貢献できるリーダーを育成することを目的に、自治運営

て論文の執筆が課せられ、私はレイニンガーの看護理論を用いて、がん患者に対する身体と心を統合した看護の必要性を論じたレポートを提出しました。指導教員から「Excellent」というコメントをもらい、そうした専門の看護師、つまり今でいうリエゾン看護師の必要性を感じました。

二年目は、精神医療のメッカと称せられている**メニンガー財団**病院で、一年間研修をしました。修了時に「精神医療の日米比較：現状と課題」という論文を書いたところ、指導教員から「あなた自身がその課題を克服する使命を担っているのですよ」というコメントが返ってきたのです。この一言もあって、再度渡米し大学・大学院の看護学部で本格的に実践と研究をしたいと強く思うようになりました。（▼**追記「日米の看護教育の違い（当時）」参照**）

そこで、帰国する前にある友人の紹介でニューヨーク市ブロンクス地区にある某病院を訪ね、看護部長に「この人は有能だから必ず雇う」という保証承諾書にサインをしていただき、二年後の一九七〇年に、市民権を有するグリーンカード（自由に働き学べる移民ビザ）を得て再度渡米することができました。

患者から選ばれ、見捨てられないナースに

二回目の渡米では、まず看護師の仮免許で働き始め、六カ月目に母性看護学を包括したニューヨーク州の看護師試験に合格してからは、一人前の看護師（RN）として内科・外科病棟、ICUで責任の重い仕事に就きました。ちなみに日本においては当時、男子学生は婦人科・

の委員会によって所属機関や居住地、人種、信条にかかわらず、応募者個人の資質に基づき人選を行う一般公募の奨学金として評価を得ている。日本で開始された五二年以降、九三〇〇人以上が参加している。

メモリアル・スローン・ケタリングがんセンター：一八八四年、ニューヨーク市のがん病院として設立。メモリアル病院とスローンケタリング研究機関との共同により、がんに関する優れた治療ケア、研究、教育機関として定評がある。

メニンガー財団：一九一九年精神科医であるカール・メニンガー（一八九三～一九九〇）らによって、アメリカ・カンザス州トピカに創設された。クリニック、サナト

母性看護学の授業は必修科目でしたが、実習や国家試験は免除されていました。

勤務した総合病院は、看護師（RN）、准看護師（LPN）、看護助手、病棟事務員などの役割が明確で、受け持ち患者制度を採用していました。配属された急性期成人病棟では、看護師は六～七人のベッド上安静患者（日本ではICUに入ってもおかしくないような）と、さらに重篤な患者一人を受け持ち、医療上の管理はもちろん、モーニングケア時には口腔の清潔やベッドバス、シーツ交換を行うのが基本でした。精神科以外での臨床経験が皆無に等しい私にとって、一年間のがん専門看護婦プログラムで学んだとはいえ、知的にも精神的にも身体的にも極めて厳しい仕事でした。加えて、多民族・多宗教・多言語など文化的背景や価値観を異にする患者・家族とのコミュニケーションにも多大なエネルギーを要しました。

例えば、このような出来事がありました。ある朝、急遽、人工肛門を造設した患者を受け持つことになりました。患者は毎朝浣腸とパウチ交換の必要があったのですが、私は学生時代の講義を受けただけで、実際にケアしたことはありません。不安と緊張で口の中がカラカラでしたが、病棟のケアマニュアルに目を通して手順をメモし、セットされた必要物品を持参してベッドサイドに向かいました。

腹を決めた私は、「わからないなら、患者さんに聞いてやれ……」と思い、「私は日本での人工肛門のケアは知っているが、アメリカのやり方は知らない。ましてやあなた自身にも流儀があるだろう。どうしたらいい？」と尋ねました。するとその患者は「まずこうするんだ」と教えてくれました。そのとおりにして"How do you feel ?"と聞くと、"So far, so good"と笑みを浮かべながら答えるので、じゃあ"Next"という感じで、どうにか無事に終えることが

リウム、精神医学校からなり、「メニンガー・クリニック」は二〇世紀半ばまでアメリカ精神分析研究、力動的心理学の臨床実践の中心拠点となっていた。現在は、テキサス州ヒューストンに移転し、総合的精神医療施設、医療教育機関として機能している。

免許：現在、アメリカの看護師免許を取得するには、大学で一年間の教養、二年間の専門教育を受けて、各州の資格試験に合格しなければならない。日本でいう准看護師（LPN）になるには、二年間短期大学で学び各州の看護師（RN）資格試験に合格しなければならない。RN免許は一～二年ごとに更新する必要がある。さらに、上級実践看護師（APRN）として、麻酔専門看護師（CRNA）、

患者はいつも看護師を鋭く見つめています。それをあなたは知っていますか？　どの看護師がどのような表情をしているか、笑顔で接しているか、一緒に働いている職員にも労いの言葉をかけているかなどを観察しているのですよ。彼らは看護師以上に五感を鋭く働かせています。

真の看護師というのは患者の自己実現に向けて援助できるプロッフェショナルなナースのことよ。忙しく立ち働いていても、生理的欲求や安全欲求の充足にかかわることで声をかけられたりはするけれど、でもそれは必ずしも患者から信用・信頼されているわけではないのよ。

できました。しかもその患者は"You are so skilful. Thank you.!"と握手を求めてきたのです。こうして私は、ケアマニュアルを基に、複数の患者それぞれの気持ちを確認しながら、未知のケアを一つひとつマスターしていきました。（▼**追記「個々の患者が望むケア」参照**）

ともかく毎日が不安ばかりでした。それでも「看護師のケアで患者は死なないよ」と思いながら懸命に働いていましたが、あるとき足早に廊下を歩いていると、ヘッドナースに止められました。そしてこう言われたのです。「Mr. Inaoka、忙しいのはわかるけれど、患者の見えるところでは決して走らず、ゆったりと歩くように！」と。私は「日本だったら電車の中でも一番改札に近い降り口を考えながら走っているよ！」と言い返したかったのですが、そこはぐっとこらえて「なぜ？」と聞くと、「患者はいつも看護師を鋭く見つめています。それをあなたは知っていますか？どの看護師がどのような表情をしているか、笑顔で接しているか、一緒に働いている職員にも労いの言葉をかけているかなどを観察しているのですよ。彼らは看護師以上に五感を鋭く働かせています。だから急ぎ足で働いていると"あの人は余裕がない看護師だ"と判断して、患者は本当にお願いや相談したいことがあっても、あなたに言えなくなってしまうのよ」と、彼女は説明してくれました。

さらにそのヘッドナースは私に「日本で何の理論を学んできたの？」と聞くので、ヴァージニア・ヘンダーソンだと答えました。すると「"**高次の欲求**"は知っているわよね？真の看護師というのは患者の自己実現に向けて援助できるプロッフェショナルなナースのことよ。忙しく立ち働いていても、生理的欲求や安全欲求の充足にかかわることで声をかけられたりはするけれど、でもそれは必ずしも患者から信用・信頼されているわけではないのよ」と言

産科専門看護師（CNM）、専門看護師（CNS）、ナース・プラクティショナー（NP）がある。

CNSは医療機関に所属していることが多く、コンサルテーションや看護師教育、カウンセリングなど幅広い活動を行う。NPは看護師資格取得後、大学院で学び、NPの国家資格に合格する必要がある。処方権を持ち、診断ができ、地域でファミリードクター的な動きをすることが多い。アメリカの病院で働くには、アメリカ看護師委員会の看護資格試験（NCLEX－RN）に合格しなければならない。

高次の欲求：アメリカの心理学者であるアブラハム・マズロー（一九〇八～一九七〇）は、「マズローの欲求五段階説」の中で人間の欲求を「生理的欲

いました。

つまり、患者というのは五感に加えて〝直感〟をも働かせ、心から信用・信頼できるナースかどうか判断・選択しているというのです。私は思わずヘッドナースの顔を見上げ、〝Thank you for an excellent advice !〟と畏敬の念を伝えました。彼女は「お互いに患者から選ばれ、見捨てられないプロッフェショナルなナースになりたいものね」と言って立ち去りました。私はその後ろ姿に黙礼をしたことを、今でも覚えています。

看護は「知的・感情的・肉体的労働」

少しは余裕を持って働くことができるようになったある日、三～四つの病棟を統括する看護師長に呼ばれました。師長室に入ると〝Sit downn〟と命じられ、「Mr. Inaoka、あなたが一生懸命に汗水たらして働いているのはよくわかるけれど、なぜそんなに遅くまでいるの？日本の人は、みんなそんなに遅くまで働いているの？」と聞かれました。私は〝Yes〟と返事をしました。

その病院では、日勤ナースの勤務時間は七～一五時半まで。すべての職員が定刻に職場を去っていました。看護過程の概念が一部非公式に取り入れられており、看護記録は**ＳＯＡＰ**で書くことになっていました。私はほかのナースよりいつも一時間ほど長く残り、その記録に時間を費やしていたのです。「各受け持ち患者に対し、八時間の中で最も重要と思われる看護上の問題を抽出し、ＳＯＡＰ形式で論理的かつ簡潔に書くには時間がかかるのです」と、

求」「安全欲求」「社会的欲求」「尊厳欲求」「自己実現欲求」の五段階に分けた。その中の内的な心を満たしたいという欲求である「尊厳欲求（他者から認められたい、尊敬されたい）」と「自己実現欲求（自分の能力を引き出し創造的活動がしたいなど）」を高次の欲求という。著書に『人間性の心理学』（小口忠彦訳、産業能率短期大学出版部、一九七一年）、『完全なる経営』（共著、金井壽宏ほか訳、日本経済新聞出版社、二〇〇一年）などがある。

SOAP：経過記録。問題ごとに、「S：主観的データ」「O：客観的データ」「A：アセスメント」「P：プラン・計画」の四項目に分けて記述していく。

私は師長に理由を話しました。

すると、彼女はものすごく怒りながらこう言いました。「あなたはね、考えながら働いていないの？ 考えながらケアするのがプロじゃない？」と。そして、「Mr. Inaoka、次からは例えば患者さんのところにベッドパン（便器）を持っていくとき、SOAPを書くように考えながら行きなさい。これからは、どんなことでも考えながら働くのよ。その土台になるのは大学で学んだ概念や理論だから、もう一度教科書・資料・専門誌などを読みなさい」と命じられました。日本の高等看護学院で、赤本といわれる教科書一辺倒の暗記主義教育を受けてきた私には、正直言って理解不能でした。しかし後年、大学・大学院の看護学部で学んだことで、初めて彼女の真意を理解できました。（▼追記「知的労働について」参照）

私が働いていた一九七〇年代のアメリカでは、このように「考える」ことが臨床現場で重要視されていて、その土台となるものが「理論」でした（ちなみに、一九六〇〜八〇年代にかけて多くの看護理論家が輩出され、大学・大学院研究科では看護学部が増設されていきました）。

さて、もう一つ、印象的だった出来事をお話ししましょう。ある日、一人の重症患者が緊急搬送されてきました。記録を見ると、その人は中国本土からニューヨークの中華街にある親戚の家に滞在中、体調不良を訴え近くのクリニックで漢方治療を受けていたところ症状が悪化。大学病院に急遽転院し、がん細胞が膵臓から肝臓、周辺臓器に及ぶことがわかり、一週間前に大手術を受けて、化学療法のため本病棟に入院してきたのでした。

患者は、身体のあちこちに管が挿入されており、正直に言って、私にはどの管が何のためにどこに入っているのか、ミミズのような英語で記された医師の記録からは判断できませんでした。彼は「Ｙｅｓ／Ｎｏ」程度の英語しか話せず、日本人なら中国人とコミュニケーションが取りやすいのではないかと思ったヘッドナースが私を受け持ちにしたのです。ちょうどそのころは、このほかにも臨死状態に近い患者を二～三人受け持つことが続いていました。

ある朝の申し送りで、深夜勤務のナースから「Mr. Inaoka が担当している中国人の患者さんが、五時半に亡くなりました。先ほど死後の処置が終わり、今は慰安室に安置されています」と報告がありました。私は昨日香港から来られたご家族の面会が無事終わっていたことや、あれだけもがき苦しんだ闘病生活の後に訪れた死でもあったので、思わず「Good for him」とつぶやきました。

すると、そこにいた十数人の看護者たちが怪訝《けげん》な顔をして嘲笑するのです。私が「どうして笑うんだ?」と聞くと、「あなたは患者さんが亡くなってホッとしたと言っているのよね。つまり、〝Good for me〟と言ったのよ」とからかい気味に非難しました。私がどう反論しても「弁解がましく聞こえる」と言われ、その場がちょっとした騒ぎになりました。そこで、ずっと黙って聞いていたヘッドナースが突然「カンファレンスをしよう」と提案し、一五分くらいみんなで話し合うことになりました。

その中でヘッドナースはこう言いました。「Mr. Inaoka は、あの患者を〝モノ〟でなく、生きた人間として心からケアしていたのではないかしら。だからこそ、相手のつらい気持ちや苦しみも悲しみも、楽にしてあげられないことが負担になっていたのではないでしょうか。そうした状況が、毎朝あなたの表情や態度に出ていたのではありませんでしたか? 他のスタッフはそれを見ていたから、〝亡くなってホッとしている〟ように思えたのかもしれません」。

患者の状態に悲観的な気持ちを持つことが悪いのではなく、それを黙って隠していることがよくないのでは？　もし他のスタッフに受け持ちを交代していたら、負担は軽減されていたかもしれません。

よく覚えておいてね。大切なのは、患者のベッドサイドに立ったとき、ナースがスッキリした気持ちでいることなのよ。

そして、「患者の状態に悲観的な気持ちを持つことが悪いのではなく、それを黙って隠しているこ とがよくないのでは？ もし他のスタッフに受け持ちを交代していたら、負担は軽減されていたかもしれません」と。また「ナースが抱く患者への否定的な感情を抑制したり、否認や逃避をするのでなく、ナース同士がオープンに話し合うことが必要なのです。ナースステーションはナースのサイコロジカル・レディネス（心理的な準備）を行う場所なのですよ。よく覚えておいてね。大切なのは、患者のベッドサイドに立ったとき、ナースがスッキリした気持ちでいることなのよ」と彼女は言いました。

私は自分自身に対し「日本の男性として弱音を吐いてはいけない」と思っていたのですが、それを聞いたとき、「You are right」と思いました。このヘッドナースは看護師の「燃えつき現象」や、看護という仕事には「**感情労働**」という側面があること、そして健全なストレス対処方法についても経験的に承知していたように思います。私はあらためて、看護ケアには「知的・感情的・肉体的労働」という側面があることを認識しました。一九七〇年代初めのころ、患者や看護師の内面について公に語られたり研究されたりすることがなかったため、それは驚異的なことでした。（▼追記「感情労働について」参照）

感情労働：相手の精神を特別な状態に導くために自分の感情をコントロール（誘発または抑圧）することを職務とする労働。社会学者のアーリー・ホックシールドが提唱し、接客業、営業、教師、医療・介護職、客室乗務員などがこれに当たるといわれている。看護と感情労働については、『感情労働としての看護』（パム・スミス著、武井麻子ほか訳、ゆみる出版、二〇〇〇年）、『感情労働と看護』（武井麻子著、医学書院、二〇〇一年）に詳しい。

患者の自己決定の尊重

さらにもう一つ、大事な経験についてお話ししておきましょう。今語った患者を担当していたときのことですが、私はいつもその人のケアを済ませてから、他の受け持ち患者のいる六人部屋に行っていました。日本で医師中心・教科書中心・暗記中心の看護教育を受けてきた私にとっては、「最重症患者を優先してケアする」ことが当然だったからです。

ところが、その六人部屋の患者たちは私に対し、「あの患者は放っておいても、もう死ぬよ」「われわれは回復する余地があるから、先にケアしてほしい」と訴えてきたのです。「そうしたらチップをやるよ」と。私は「こういう状況だから理解してほしい」と説明しましたが、彼らは「あのメイル（男性）・ナースは同じアジア人に対して、ものすごく時間をかけて丁寧にケアをし、われわれを後回しにする」と、主任にクレームしたのでしょうね。ヘッドナースが私のところに来てこう言いました。

「Mr. Inaoka、受け持ち患者が何人もナースのケアを必要とするとき、あなたは誰を優先する?」。私は答えました。「もちろん重症患者からケアをして差し上げたいです」。すると彼女は「じゃあ、あなたはその重症患者に〝いつケアしてほしいのか〟を尋ねたことはある?」と問いかけてきたのです。

そういう考えをまったく持っていなかった私は、早速その中国人患者に通訳を介して聞いてみたのです。すると彼はこう言いました。「毎晩、死の恐怖に襲われて一睡もできず、明け方になると〝今日も生かされた〟と思い、うつらうつらと午前中にやっと眠ることができる。だからケアは昼ごろでもいいよ」と。これは多様性と個別性に配慮したケアの必要性を象徴する一例ともいえますが、私は患者の〝意思〟を患者自身に尋ね、そして真の〝意思〟を確かめてその〝決定〟を尊重するという「患者の自己決定の尊重」の大切さを初めて学び、体験したのでした。医療現場における「患者の自己決定の尊重」の過程は、このように複雑で微妙な

要素が絡んでいるのです。（▼**追記「患者の自己決定の尊重」参照**）

＊

これらのさまざまなエピソードは、いずれも五〇年近く前に、人種の坩堝《るつぼ》といわれるニューヨーク市の一総合病院で体験した出来事でした。さらに、当時は医療制度の変革期にあり、またベトナム戦争のさなかという激動時代のアメリカでのことでした。こうした背景で遭遇したものごとを今でも鮮明に記憶している理由は、それが私にとっても、今の日本の看護師にとっても、きっとなんらかの意味や意義があることだったからだと思うのです。私はそれを、真の意味における患者中心のケアには「患者の自己決定の尊重」が基盤になる、ということだと考えています。

二年余りにわたる総合病院の勤務は習得することが山ほどあり、心残りもありましたが、その後、私は本来の渡米の目的を遂行するため、ニューヨーク市地域総合精神保健センターの〝Day Hospital〟へ配置転換になりました。

大学・大学院で学んだことはすぐに実践！

Day Hospital は、精神病院を退院した患者が月～金曜日の九～一六時に通院し、多彩な治療プログラムに参加して、地域で自立した生活ができることをめざす機関でした。そこで働くヘッドナースは、夕方から**コロンビア大学**に通い、卒業後は大学院で学んでいました。彼女が背中を押してくれて、私はニューヨーク市立リーマン大学看護学部の編入課程に入学し

コロンビア大学：Columbia University in the City of New York。一七五四年創設の全米屈指の名門大学で、多くのノーベル賞受賞者、各国の大統領・首相などを輩出してきた。学部レベルの三つのカレッジと大学院レベルの一三のスクールから構成され、大学院である School of nursing は一八九二年に、Teachers college 看護教育学科は一九一六年にアメリカで初めて看護学の修士として設立された。

ました。

勤務しながら三年かけて課程を修了すると、そのヘッドナースがさらに「大学院へ行って将来はＣＮＳとして活躍したらどう？」とアドバイスをしてくれました。一九七〇年代後半の大学院研究科では専門看護師（クリニカル・ナース・スペシャリスト：ＣＮＳ）か、ナース・プラクティショナー（ＮＰ）のどちらを育成するかが盛んに議論されていました。私は最小限の指示（ＮＰ支持者は「指示」のことを「処方」と呼んでいた）であっても、医師の下で働くより看護師が自主独立して活躍できる精神科領域のＣＮＳをめざしていたので、コロンビア大学大学院看護学部の地域精神看護学ＣＮＳコースに進学しました。

アメリカの大学・大学院は、「入学するのはやさしいけれど、卒業するのは難しい」と聞いていましたが、まさに聞きしに勝るもので、私が学んだ大学では、卒業できるのが三人に二人ほど、大学院地域精神看護学科コースは九人が入学し、修了できたのは三人だけでした。

特に、コロンビア大学の大学院では、集まった院生たちの動機づけや知的レベルが極めて高く、その豊かで鋭い洞察力と発想力、簡潔・明瞭な発言力に唖然としました。実習も含め修了要件は日本と異なり五〇単位以上あり、授業では山ほどの文献や資料が提示され、それらの理解を前提に、ディベートやディスカッション、プレゼンテーションが行われました。

当初は、他の院生たちの意見に聴き入るのが精一杯で、タイミングよく自分の考えを的確かつ簡潔・明瞭に言語化するのは至難の業でした。しかし、どんなことでもいいから発言しなければ、そこに存在したことにならず単位認定されないため、何度も精神的に追い詰められる経験をしました。そして、二年目にはＣＮＳの実習も始まり、仕事を休職せざるを得ま教授が注目しているのは、文献検討では院生がそれを読みどのような独自の考えや発想を持ったのか、実習では単なる体験報告ではなく、どの理論を基にどんな変革に取り組んだのかであることに気づきました。

つまり「誰もが見ている現象や体験について、誰も考えつかないことを考えつく」という研究の第一ステップを考慮して、教授は授業をガイドしているのだと思いました。

せんでした。

厳しい大学院生活でしたが、そのうちに、教授が注目しているのは、文献検討では院生がそれを読みどのような独自の考えや発想を持ったのか、実習では単なる体験報告ではなく、どの理論を基にどんな変革に取り組んだのかであることに気づきました。他者が発想しない独自の考えを持って実践し、それを言語化することが重要なのです。つまり、「誰もが見ている現象や体験について、誰も考えつかないことを考えつく」という研究の第一ステップを考慮して、教授は授業をガイドしているのだと思いました。ともあれ、無事二年間で修士号を得ることができたのは、渡米の目的をしっかり持っていたからだと思います。

学部・大学院にかかわらず、教授たちは科目が終了するたびに「学んだことをすぐに臨床で実践し、その結果について書いて雑誌に投稿しなさい」と勧めてくれました。そうすることで自分の考えがいっそう明瞭になり、自分のものになるという配慮からだと思います。例えば教授の自宅で開かれたパーティにうかがったときも、「Mr. Inaoka、雑誌に掲載されてこそ、初めて日本の看護界に役に立つんだよ。それが君の使命じゃないの?」と耳元でささやかれたりしました。

そこで私は、滞米中に日本の看護関係雑誌や医学系雑誌にかなりの数のエッセイや小論文を投稿し発表させてもらいました。原著や研究報告でなくても、臨床で学んだことをメモしておき、それを理論と統合しながら書いたものを専門誌に投稿することは、のちに原著論文を書く上で非常に大切なトレーニングになると思います。

教育・研究者に理想的な組織や環境は、ない。

二〇二〇年の東京オリンピック・パラリンピック開催の年までに、（専門職大学も含め）**看護系大学**の数は二八〇校余りに及ぶと言われていますが、各看護系大学のトップリーダー（日本看護系大学協議会）の間からは、学生や教員のレベルが下がってきている、との懸念の声が挙がっています。

また、過去五年間に認可された看護系大学の約半数は、学部・大学院を問わず「定年規定に定める退職年齢を超える専任教員の割合が高いこと」が指摘され、是正措置を講じるよう大学設置審議会より勧告されています。そのほか、入学定員を下回っている看護系大学があることも報告されています。

このような状況下にあって、私が若い看護教育・研究者に期待することは、まず、組織の一員であり次世代のリーダーである皆さんに「教育・研究に理想的な組織や環境は、ない」ことを深く認識してほしいのです。いつのころからか、日本の私立大学では学生を入学させ高額な授業料をいただいている限り、単位認定の責任は教員側にある、というような風潮が生まれました。また一方で、看護系大学の相次ぐ新設に伴い、組織や職位に不満を持つ教員の異動も目立ってきています。

そこには、当事者それぞれの複雑・微妙な事情があると思いますが、私は皆さんに、若いエネルギーを発揮して叡智《えいち》を働かせ、勇気と希望を持って自分たち自身の〝声〟を上げ、より魅力的なアカデミアをめざして組織の変革に貢献していただきたいのです。柔軟性や寛容性

（日本の）看護系大学：四年制看護教育を行っている大学には、看護学部看護学科のみの単科大学、総合大学や医科大学に看護学科や保健学科看護学専攻を設置している大学などさまざまな形態がある。すべての大学で看護師・保健師統合プログラムが採用されており、看護師と保健師の国家試験受験資格が得られる。二〇一八年四月一〇日現在の看護系大学数は二七七校（日本看護系大学協議会調べ）。

を持った優秀な高齢リーダーが今なお活躍されていますが、私自身も含めて、人は長く生きれば自分の実践や考えが最善である、と頑固に固執するようになってくるものです。

また、組織の変革には、若い教育者・研究者自身の変革も必要です。揺るぎない確固とした教育・研究者として理念・信念を持ち、専門領域に関する概念や理論、研究に長ける人材となること。それには「これだっ！」という概念や理論、自分自身の研究領域に関連する文献を、原文を通してその行間をも読みとれるほど熟読する必要があります。一人前の教育・研究者なるためには、青年~成人の一時期、学問漬けになることが必須です。学問的基盤があるからこそ、自分独自の発想や独創性が培われ、自分自身の言葉で考えを整理し、自信を持って組織の改善に声を上げることができるのです。

そしてもう一つは、教育方法の変革です。学部の授業であっても教え込まず、一定の課題を学生自身が考え、他者の意見を聴いて議論し合い、よりベターな見方や考えがあることを学べる、相互学習の場を設けてほしいのです。学部では学生数が多く、教えなくてはならないことがたくさんあるのも事実ですから、配布資料を基に一方的に講義をし、国家試験に出題されると推測される箇所にカラーペンでアンダーラインを引くよう指示して授業を終えるような教授が多いのだと、耳にしたことがあります。でも、果たしてそれで、実践の行動科学としての看護学に基づき、命の尊厳と自己決定の尊重を遵守する、秀でたベッドサイドケアを教えることになるのでしょうか。

若い柔軟な頭脳と豊かな感性を持つ学部学生に、こうした看護学の本質を**インプリンティング**してほしいのです。未来の看護を考えると、マニュアルに従って画一化・統合化したケアだけでは不十分であり、多様性・個別性に配慮したケアが必須です。深い洞察力や機敏な判断・決断力、創意工夫する力や複雑・微妙な対応力が問われます。

わが国の医療界（看護学の世界も含め）では、未だに「タテ社会」が存在し、「御上《おかみ》には慮《おもんぱか》り楯突《たてつ》かない」という組織文化が根づいています。また、多様性や異質性を排除し、統一性や画一性が重んじられる伝統的な価値観も存在します。改革というものは、若い人がするものであり、上からなされる変革はあなた方の上司にとって都合のよいような変革でしかないことを申し上げておきます。

真の意味で「看護師と医師は医療の両輪」となり、将来の保健医療福祉界にリーダーとして貢献し、社会から高い評価を獲得できるよう、勇気と希望を持ち変革に取り組んでいただきたいと思います。看護学の未来は皆さんにかかっています。

〈おわり〉

《稲岡氏による追記》

▼ピースボートで地球一周

私は、外国船が出入りする神戸の街で幼児期を過ごし、外国の豪華客船が寄港する横浜港埠頭を見渡せるＹＭＣＡで英会話を習っていたこともあり、いつかは世界一周旅行を実現してみたいという夢を抱いていた。夫婦ともども現役を引退し、ようやく時間的余裕ができたので、ゆったり、ゆっくり過

インプリンティング：動物が生まれてから早い時期に見られる学習の一形式。特定のものごとがごく短時間で覚え込まれ、それが長時間持続する現象の一種。動物学者Ｄ・Ａ・スポルディングや生物学者Ｏ・ハインロートが見いだし、コンラート・ローレンツが研究を重ね世界的に認識されるようになった。その後、発達心理学分野でも注目され心理学用語としても用いられている。人間の幼児期もインプリンティングの時期にあたるといわれ、この時期に養育者から教えられたことは子どもの基盤となると考えられている。ただしそれは、動物の例に見られるほど強度なものではないという。（参考：『ソロモンの指環—動物行動科学入門』Ｋ・ローレンツ著、日高敏隆訳、早川書房、一九八六年）

ごせる船旅をという話になり、あちこちの旅行会社からパンフレットを取り寄せ検討していたところ、ジャパングレイスからタイミングよく**ピースボート**の特別室予約にキャンセルが出たという情報が入り、即座に乗船を決断したのだ。それは、血潮をたぎる青春時代の夢の実現と、人生のパートナーへの労いでもあった。一〇五日間にわたる地球一周の旅は、一言でいえば、宇宙の神秘に触れた感嘆・感激の日々だった。

▼医師に対するコンプレックス

当時、看護婦の国家試験を合格した男性は「看護人」と呼ばれていたのだが、それ以前の明治〜昭和の半ば過ぎごろまで、激しい精神混乱状態を来した患者や、極めて不穏状態にある患者の身体的拘束・監禁・監視などの世話をしていた男性のことを、一般に「**看護人**」と呼んでいた。そうした経緯もあり、世間では「看護人」は医療専門職と見なされていないような時代であった。

しかも、男子の看護養成は一九五五(昭和三〇)年から始まったばかりで、マイノリティ中のマイノリティ。また、看護教員は事あるごとに、「医師と看護婦は医療の両輪です」と強調するのだが、臨床では、たとえ患者の日常生活ケアであっても、いちいち医師の指示を必要とするのが現実だった。ともあれ、私はこのエピソードをきっかけに、「名実ともにプロフェッショナルな看護人として誇れるよう、自己研鑽を積み重ねて世界一の看護人になればいいんだ」と開き直り、生涯、看護師として生き抜く決意をしたのである。

▼入院中心の医療

この動きに拍車をかけたのは、一九六四年三月二四日の正午過ぎ、エドウィン・ライシャワー駐日アメリカ大使が、精神障害者に刺傷させられるという事件だった。当時のマスメディアは、こぞって「精

ピースボート：船旅を通じて世界各地で国際交流を図ることを目的に、一九八三年に設立された国際交流NGO。ピースボート「世界一周の船旅」は、三カ月で世界約二〇カ国を訪問。寄港地では世界遺産観光をはじめ、国際協力活動や社会問題を検証するツアーなどがある。これまで延べ七万人が乗船し、クルーズ以外にも、核廃絶、地雷廃絶、紛争予防、災害救援活動など多数のプロジェクトを実施している。

(男性)看護人：戦前、看護人は軍隊、日本赤十字社、精神病院などで必要とされ、日本赤十字社は戦地救護員を想定し一八九六年から看護人の養成を開始した(〜一九二二年)。戦後は、保健婦助産婦看護婦法制定後、看護人養成が可能と

神病患者を野放しにするのか！」と報じ、六カ月後に東京オリンピック開催を控えていたこともあり、緊急措置入院制度を柱とする精神医療法に改正された。これにより精神病患者を隔離収容する傾向が強くなり、当時、西新宿地下街に集まっていたホームレスの人々が一掃された際には、精神病院に収容されたのではないかといわれていた。

一九五五年にはわずか四〇〇〇床余りしかなかった精神病床数は、高度経済成長の波に乗って六〇年に九万床、ライシャワー大使襲撃事件翌年の六五年には約一八万床、朝日新聞の大熊一夫記者がアルコール依存症を装って某精神病院に潜入し、劣悪な環境下で暮らす患者の悲惨な状況について書いた「ルポ・精神病棟」が同紙社会面に掲載された七〇年には二五万床、私がアメリカより帰国した数年後の八五年には、三三万四〇〇〇床へと急増していた。

▼英会話教室に通う日々

ＹＭＣＡからは山下公園が見渡せ、近くに氷川丸という客船が停泊する波止場があった。戦時中は病院船として活躍した船だ。それを眺めながら、「あの海の向こうに、アメリカがある」と想いを馳せていると、携帯ラジオからイヤホンを通して、**マイケル・トッド**が映画化した「八〇日間世界一周」のテーマ音楽が流れ、羽田空港からニューヨークに向けて飛び立つ旅客機のフライト・スケジュールが英語で放送されてきた。それを聴いて、私は燃え立った。

アメリカの大学は授業料が高額で、学生ビザで渡米することは不可能に近い時代。しかし、フルブライト奨学金の試験に合格すれば、渡航費と授業料の一部が援助されると聞き、ＹＭＣＡのほかにも英語学校に通って、毎日昼夜を問わず英語に接する機会を設けた。山下公園を散策しているカップルには目もくれず、「あの向こうにアメリカがあるさ！」「世界一の看護人になってやるぜ！」と、当時の自分はファイト精神に満ち溢れていた。

なったが、看護は女性にふさわしい職業という考え方が根強く、男子が入学できる看護学校はまれだった。一九六八（昭和四三）年看護人から看護士へ名称変更。八九（平成元）年男女同一カリキュラム化、九三（平成五）年保健士の創設、保健婦助産婦看護婦の同一名称化と看護における男女平等が確立されてきた。現在の男性看護師数は約一〇万七四七〇人、全看護師数の七・四％（厚生労働省、平成二八年末）と増加傾向にある。

マイケル・トッド：Michael Todd（一九〇九～一九五八）。一九五六年に公開されたアメリカ映画「八〇日間世界一周（原題：Around the World in 80 Days）」の製作プロデューサー。五六年同作品で第二八回アカデミー

▼**日米の看護教育の違い**（当時）

当時の日本での看護教育は、高校卒業後三年制の「高等看護学院」と中学校卒業後二年制の「准看護学院」での教育が主流を占め、系統的に看護学教育を行っていた大学は、高知県立女子大学のみだったと記憶している。

看護学院での教育は、医学書院から発行された「赤本」と呼ばれる赤表紙の一〇冊余りの教科書を基に、「基礎看護とその院内実習」以外は、敷地内にある病院の医師と師長によって行われていた。一方アメリカでは、一九四八年に発表された「ブラウンレポート」による「今後の看護師教育は四年制の大学で行われることが望ましい」との提言を受け、各州大都市圏の大学・大学院に看護学部が設立され、アカデミックな教育が行われていた。

▼**個々の患者が望むケア**

レイニンガーの看護論（『レイニンガー看護論──文化ケアの多様性と普遍性』稲岡文昭監訳、医学書院、一九九五年）の中で強調されているように、個々の患者が望むケアの流儀は、それぞれの患者によって、また人種や人柄、宗教や価値観など文化的背景によっても異なるということ、つまり多様性と個別性に配慮したケアの必要性を学習した。また、**ペプロウ**（『人間関係の看護論』稲田八重子ほか訳、医学書院、一九七三年）が語っているように、「看護技術というものは、患者を気遣いケアするから巧みになり、巧みな技術は対人関係を深める」という意味について、身をもって体験した。

▼**知的労働について**

看護には感情労働の側面もあるが、私はやはり「知的労働」が看護の基盤だと思う。**メイヤロフ**はケ

作品賞を受賞した。映画のテーマ曲「Around the World」は、その後、世界旅行をイメージする曲として使用されている。

当時の日本での看護教育：一九四九（昭和二四）年、保健婦助産婦看護婦学校養成所指定規則が公布され、入学資格新制高等学校三年卒業者、修業年限三年の新制度の看護学校が設立された。また、看護師の資質向上を図る機運が高まり、院内看護婦補習教育、院内研修も開始。五八（昭和三三）年診療報酬保険制度にて看護行為が看護料として認められ「基準看護」が設置された。

ペプロウ：Hildegard E. Peplau（一九〇九〜一九九九）。著名なアメリカ看護理論家の一人。臨床経験を経て、心理学で学士号、コロンビア大

アの本質として八つの要素を挙げていて、その中でも「知識」を第一に掲げている（『ケアの本質――生きる意味』M・メイヤロフ著、田村真ほか訳、ゆみる出版、一九八七年）。

とはいえ、日本で初めて医学概論を開講された大阪帝国大学（現・大阪大学）の澤潟久敬先生は、「感性的知性と理性的知性という二つの知性が統合される必要がある」と語られている（『哲学と科学』、NHKブックス57、一九六七年）。「感性的知性」は驚きや興奮、「楽しい」とか「快感」といった感情に関係しているし、「理性的知性」があると、今やっていることに疑問を覚えるはず。これらの「感性的知識と理性的知識を統合すると、そこには探求心が出てくる」。そうして「研究」つまり「発明・発見したいという気持ちが当然湧いてくる」のだと述べられている。

澤潟先生の次に医学概論を教えたのは**中川米造**先生である（『医療のクリニック、癒しの医療』、新曜社、一九九四年）。〝医学というのは人間を細分化して、部分を追求していくものだ。例えば患者に「胃がん」という診断名がつけられると、ある種のイメージが先行し、すべてが胃がんであることに集約されて、その人の人間性や生まれてきた人生、病気に伴う悩み、家族の思いなどは吹っ飛んでしまう〟。

中川先生はこのようなことを考え、一九八六年に**日本保健医療行動科学会**を設立された。今でも多くの看護師がこの学会に参加している。皆さんも「看護とは何か」「看護概論とは何か」を、ぜひ考えてみてほしい。

▼感情労働について

テクノロジーを駆使した医学・医療技術・機器の驚異的な進化や、経済性や効率性、合理性や即効性を重視した医療保険制度の改変に伴い、中川米造先生が指摘しているように人間がモノとして扱われはじめ、多様性より画一化した医療・ケアがいっそう推進されるようになってきた。

こうした状況を受けて、患者が体験する自尊心の損傷や対象の喪失、差し迫ってくる死や経済的危機

学で博士号を取得した。一九五二年に『Interpersonal Relations in Nursing』（『人間関係の看護論』稲田八重子ほか訳、医学書院、一九七三年）を発表。看護を精神力動的な特性を持つものとして捉え、人間行動の理解に役立つ考え方を看護師が看護場面での人間関係に応用できるように解説した。

メイヤロフ：Milton Mayeroff（一九二五－一九七九）。哲学者。ケアリングの先駆的研究者として、一九七一年『On Caring』（『ケアの本質―生きることの意味』田村真ほか訳、ゆみる出版、一九八七年）を発表。本書の中でケアリングという言葉を初めて用いて、ケアすること、ケアリングの意味などを論じ、のちの看護理論家たちに多大なる影響を与えた。

などの現象が注目され始め、そこに付随する耐え難い苦痛・苦難、底知れぬ不安・恐怖、抑制し難い怒り・憤り、否定し難い不信感・絶望感といった患者の感情や情動に加え、昼夜なくベッドサイドで密接かつ継続的にケアに従事する、看護師のメンタルヘルスが看護界で研究されるようになった。このような変化に登場してきた概念が、看護師の「燃えつき現象」と、それと密接な「感情労働」、そして患者の「自己決定の尊重」だった。

▼患者の自己決定の尊重

アメリカでは、一九六〇年代後半より公民権運動や女性解放運動が盛んとなり、七〇年代半ばごろから弱者の代弁者（アドボケイト）という概念について研究されるようになってきた。そこでナースは、「患者の代弁者」して位置づけられるようになる。**サリー・ガドウ**は、〝「自己決定」とはパターナリズム（権威主義）でもマターナリズム（温情主義）でもなく「患者の意思・意志を尊重する」ことだ〟と、『**実存的アドボカシー**：看護の哲学的基盤』（Existential Advocacy：Philosophical Foundation of Nursing, 1980.）に記しているが、私は、自分のことを明確に言葉で主張する文化や風習がない日本社会では、次に説明する配慮が必要だと思っている。

人は何か重要なものごとを決定するとき、「こう言うと、誰がどんなふうに反対するだろうか」と慮り、失敗して「それみたことか」と非難されることを恐れる。したがって、看護師は患者が自分の〝意思〟を自由に伝えられるような雰囲気を持ち、患者からさり気なく発信されるメッセージを鋭くキャッチする受信機を持つ必要があるのだ。また、患者がどのような情報を必要としているか判断し、相手が適切・的確に理解しているかどうかを把握した上で、〝意思〟を確認する作業が求められる。さらにある程度の柔軟性を持ちながらも患者が〝自己決定〟をしたならば、どんなことであってもそれを実現できるよう、最後まで患者と協同し実行に移す責任と責務があるという覚悟をしておくことである。

中川米造：なかがわ・よねぞう（一九二六～一九九七）。医学哲学・医史学者。大阪大学名誉教授。医の倫理、医療社会学、医療人類学など幅広い分野で発言し、「医とは何か」を問い続けた。一九八六年日本保健医療行動科学学会を結成し、初代会長となる。著書に『医の倫理』（玉川大学出版部、一九七七年）、『医療の原点』（岩波書店、一九九六年）、『医の不確実性』（日本評論社、一九九六年）ほか多数。

日本保健医療行動科学会：一九八六年、初代会長・中川米造氏らの呼びかけで発足した。人間の健康にかかわる行動（個人・集団・社会）の変容過程を実証的、体系論的に解明しようとする健康行動科学に関する研究・教育こうした患者の自己決定尊重には、「お互いに尊び慈しみ、お互いを支え合いながら、お互いに成長を図っていく」というヒューマンケアリングの理念・哲学を持っていることが理想である。加えて、**マーサ・ロジャース**（『ロジャース看護論』樋口康子ほか訳、医学書院、一九七九年）が述べているように「人間は部分、部分の総和以上の存在（Unitary Human Being）」として患者を捉え、ジーン・ワトソン（『ワトソン看護論』稲岡文昭ほか訳、医学書院、一九九二年）が強調している間主観的ケアリング（Transpersonal Caring）を実践していくことが重要である。

▼精神科病院における「患者の自己決定の尊重」の意味

私が帰国した二年後の一九八四年、精神科看護師による患者への傷害致死事件が発生した。いわゆる「宇都宮事件」といわれるもので、これを契機に精神科病院で起きた非人道的な事件が次々と報じられ、国連やＷＨＯでも議論され国際的な問題へと発展していった。その結果、入院治療中心の柱となった「精神衛生法」が「精神保健法」さらに「精神保健福祉法」へと改正され、地域精神医療に舵が切られた。しかし、わが国の精神科病院の八五％を占めている私立精神科病院の経営・管理者と精神医療従事者の認識の乏しさ、地域社会の精神障害者への根強い偏見・差別などにより、患者の社会復帰は遅々として進まなかった。「精神看護学」が独立した専門科目として「保助看法」で認められたのも、宇都宮事件から一三年も経過した一九九七（平成九）年のことだ。

二〇一一年の福島第一原発事故により、緊急避難地域にあった五つの精神科病院の患者が県外施設に転院されたが、八割の者は入院治療を必要としないと診断され、社会復帰施設や老人ホーム、地域の作業所に紹介されている。福島県立矢吹病院の副院長自身が、福島に帰って来た四〇人の患者を診察した結果、入院治療を必要と診断された患者は二人であった。五〇年ぶりに精神科病院を退院し、老人ホームへ入居した患者は、「好きなときに外出し、好きなものを食べられる自由は最高！ 本当に自由は

の発展のために、社会・人文科学、自然科学の各分野の国内・外研究や学習の場づくりを目的としている。

サリー・ガドウ：Sally Gadow。アメリカの看護哲学者。コロラド大学看護学部教授。その論文『Existential Advocacy：Philosophical Foundation of Nursing（実存的アドボカシー：看護の哲学的基盤）』（一九八〇年）において、看護におけるアドボカシーは、パターナリズムや患者をクライアントとして捉える顧客第一主義とも異なると位置づけた。アドボカシーを患者の権利擁護とした上で、看護の基盤とすべき哲学的理想と提唱し、他の看護理論家にも影響を与えた。

実存的アドボカシー：

最高！」と満面の笑みを浮かべて語っているのが印象的だった。こうした出来事は、未だに解決されないわが国の精神医療・政策の貧困さと、多数の精神障害者の人権が無視されている状況を如実に物語っている。現実には自傷・他害の危険性の少ない二五万人余りといわれる精神障害者が、鍵のかかった閉鎖病棟に閉じ込められているのだ（ＮＨＫのＥＴＶ特集「長すぎた入院」〈二〇一八年二月放映〉で紹介された）。

「チーム医療」の中にあっても精神科医師や臨床心理士、精神科ソーシャルワーカーや作業療法士は、患者とそれぞれの定点でかかわっている。一方で精神科の看護職は、常に患者の身近にいて鋭く六感を働かせ、日常生活の援助のために昼夜を問わずかかわり合っている。看護師こそが、患者の人権が拘束され、人間の尊厳（Dignity）が失われている事実を深く認識し、人間の解放に向けた改革をする必要があるのだ。

閉鎖病棟にいる入院患者の大多数は、多少の差こそあれ知覚障害や思考障害、気分障害や記憶障害、意識の障害や自我意識の障害感情などを有している。これらの障害程度を的確に評価し入院治療の有無を判断し主治医に伝える責務が看護師にはある。どれだけ重度の精神障害があっても、その患者のどこかに「自分らしい人生を生きたい」という欲求が潜んでいないだろうか？ 心を病む人がふと漏らす一言やしぐさ、そこに含蓄するサインを察知する鋭い感性を研ぎ澄ましているだろうか？ 患者の生きる意味とは何か鋭く察知し、耳を傾けてほしい。患者個々の内的世界を理解し手を差し伸べてほしい。

イタリアには精神科病院がない。緊急治療を必要とする精神混乱状態に陥った患者であっても、外来クリニックに併設された病棟に三、四日滞在するのみである。一九七〇年代に**フランコ・バザーリア**という精神科医が、「精神病院を廃止しよう」という運動を起こし、一九九九年に保健相がイタリア全土で精神科病院が消滅したことを宣言した。「患者」たちは、病院ではなく地域で療養するのだ。そういう発想と行動が非常に重要だと私は思う。ぜひ、『バザーリア講演録―自由こそ治療だ！ イタリア精神保

Existential Advocacy。サリー・ガドウが提唱したアドボカシーのあり方。患者が自己決定の自由を真に行使できるよう看護が支援を行うこと、患者が本当は何をしたいと思っているかはっきりと意識できるよう、また患者が自分の価値観と整合的な決定に到達できるよう支援することを提唱。自己決定では、治療方法の選択以前に、患者の経験と判断に意味づけがなされなければならないとしている。また、その支援者としての役割には、看護職こそが理想的な専門職であるとした。

マーサ・ロジャーズ： Matha E. Rogers（一九一四～一九九四）。アメリカの看護理論家。一九七〇年に出版した著作『An Introduction to the Theoretical Basis of Nursing』

健ことはじめ』（フランコ・バザーリア著、大熊一夫ほか訳、岩波書店、二〇一七年）を参考にしてほしい。

▼一読してほしい文献

・稲岡文昭・粕田孝行・岩瀬信夫：看護士の役割・機能および貢献に関する研究、日本赤十字看護大学紀要 1 (1) pp.33-39, 1987.
・稲岡文昭：看護の叡智、日本看護科学学会学会誌 17 (2) pp.1-10, 1997.
・稲岡文昭：研究発表・研究公表時の倫理的配慮と研究者の倫理、看護研究 34 (2) pp.35-40, 2001.
・稲岡文昭：21世紀に生きる赤十字看護の独自性と多様性、日本赤十字看護学会誌 4 (1) pp.1-7, 2004.
・稲岡文昭：本学会誕生の経緯と今後に期待するもの、日本精神保健看護学会誌 20 (1) pp.71-72, 2011.

セッションを終えて

鳥本靖子

稲岡先生とのセッションが終わったとき、圧倒的なエネルギーに刺激を受けたというのが率直な感想だった。先生が看護学校の中で少数派の男子学生だったこと、就職した病院の状況に納得がいかなかったこと、現在よりもずっと敷居の高い留学というものへの憧れ……。これらのエピソードは、それぞれの状況に違いはあれど、現在の私たちにもどこか思い当たる部分があるように思う。

そして稲岡先生は、さまざまな困難に向き合いながらも、常に問題意識を持ちつつ、どこか楽観的な気持ちでそれらを乗り越え、自身の道を切り拓いてこられたようだっ

『ロジャーズ看護論』、樋口康子ほか訳、医学書院、一九七九年）で、「看護がかかわる人間とは何か」をテーマに、ホメオダイナミクスを使って看護人間学というオリジナルな視点を提起した。

フランコ・バザーリア： Franco Basaglia（一九二四～一九八〇）。イタリアの精神科医、神経科学者。「イタリア精神保健の父」と呼ばれ、イタリアの精神病院の廃絶と地域で治す精神医療の創出に尽力した。一九七八年に精神病院の廃絶を実現したイタリア精神保健法は、彼の名にちなんで「バザーリア法」と呼ばれている。

た。「なんとかなる」という気概で、一つひとつ課題を乗り越えられたお話をうかがいながら、その一方でつい石橋を叩きがちな自分自身を振り返ってしまった。

将来のために礎を残せるか

語りの中にあった「学生も教員もレベルが下がっている」とのご意見については、多くの人が類似する話を一度は聞いたことがあるのではないだろうか。

約二〇年前、看護教育の本格的な大学化が始まったころに、私は大学へ移行したばかりの養成機関で基礎教育を受けた。実はその学生時代に、稲岡先生の講義を外部講師の集中講義として二コマほど受講したことがある。二〇年たった今も覚えているくらい、私にとって非常に印象に残る先生であった。

当時、多くの先生方から「これからの看護を切り拓き、礎をつくっていく」というメッセージを繰り返し耳にした。あれから年月を経た現在、結果として現状をどう思い、どう語るのかは、人や立場によりそれぞれ異なるかもしれない。「礎」の一つとして用意されていた大学という学習環境と、先生方の存在を今回のセッションを通して強く感じつつ、自分自身は将来のために礎となるものを残せるのだろうかと考えてしまう。

留学への思いを支えるもの

私はこれまで、看護の中では少しマイナーといえる保健・公衆衛生を専門とする看護職として、人々の暮らしと健康について考えてきた。社会保障の役割を持つ公衆衛生行政の立場で働いていたときに、いわゆる「健康」であることを目的とした保健活動と、人々の現実的な暮らしの関係をどう考えたらよいのか、それが何かを知りたくて、さまざまな思いを抱きながら留学をした。そしてその進路選択には、恩師や友人たちの存在が大きく影響を与えてもいた。身近でものごとを成し遂げた人、志を同じくする人の存在は、可能性と選択の幅を広げてくれ、夢を現実に近づける心のハードルを下げてくれるものだ。

留学生活では、異なる社会で異なる背景と経験を持つ多様な人々に囲まれながら、自分がマイノリティであるという環境の中で、それまで当たり前のように思っていた経験や知識、価値観を批判的思考で考える機会や苦労の連続だったが、しかしそこから多くの経験と学びを得ることができた。稲岡先生があるインタビュー記事で、「留学後のことなど考えていなかった。とにかく海の向こうに行ってみたかった」と語られていたのを目にしたことがあるが、そのような勢いと、願わくば後押しが得られる周囲の存在というものが、やはり大切なのだと思う。

社会から必要とされる看護を問う

現在は、高齢者問題と地域包括ケア・医療がキーワードになり、多くの人が多様な場で日々奮闘している。多職種連携が当たり前になっている現在、その中で看護職が果たす役割はなんだろうか。他のいずれの保健医療福祉職もその活動領域を広げ、社会のニーズに前のめりに応じていこうとしている状況で、これまで看護職が担っていたことを少しずつ他職種も担い始めている。一方で、恩恵を受ける人々にとっては、必要な支援・サービスをどの職種が担うかはあまり問題ではない。だからこそ、他の専門職そして一般の人が、看護の専門性について具体的に理解できるよう、納得のいく形で社会から必要とされる看護を問い続け、発展していかなくてはならないのではないか。自らは何ができるのかを仲間とともに問い続けていきたい。

川嶋みどり

かわしま・みどり　一九三一年生まれ。一九五一年日本赤十字女子専門学校卒業、一九七一年まで日本赤十字社中央病院、日本赤十字女子専門学校、同短期大学に勤務、一九八四年健和会臨床看護学研究所創設、二〇〇三年日本赤十字看護大学教授、二〇一一年同大学名誉教授。二〇一三年一般社団法人日本て・あーて、TE・ARTE推進協会代表理事に。二〇〇七年第四一回フローレンス・ナイチンゲール記章受章ほか。著書に『ともに考える看護論』（医学書院）、『看護の自立：現代医療と看護婦』（勁草書房）、『看護技術の基礎理論』（ライフサポート社）、『看護の時代―看護が変わる 医療が変わる―』（共著／日本看護協会出版会）、『看護の力』（岩波新書）、『ヘンダーソンからの贈り物―響き合い拡がる看護をめざして』（看護の科学社）など多数。

若手からの問い

「患者に「触れる」ことが減りつつある医療現場で、これからどのように看護の専門性を発揮していけばよいでしょうか？」

「看護師にとって、「療養上の世話」にこだわることがなぜ大切なのでしょうか？」

「日本には多くの看護職がいますが、所属を越えて志や実践を共有し、継続していくにはどうすればよいでしょうか？」

「触れる」ということ

「手で触れる」ことは看護の基本です。人の手は万能であり、よいこともするし悪いこともするけれど、看護という職業では、看護師誰もがそれぞれの生命や生活に対する哲学、つまり、看護観を持っていますから、それに則って患者が一番よい方向へ向かうように、手を用いていると私は思います。ナイチンゲールやヘンダーソンも語っているように「皮膚に触れる」ことは、やはり看護の基本なのです。言い換えれば「触れない看護」など、あり得ないということです。

日本語にはいろいろな表現があって、身体に直接触れること以外にも、人と人が人格的に触れたり、心に触れるというように、間接的な意味合いも含まれます。つまり「**TE・ARTE**（て・あーて――手当て）」という言葉には、単なる物理的な接触を越えて、人間同士お互いが触れ合う意味も含めています。

例えば慣れない看護学生が、患者さんのそばに行ってどうしていいかわからず、もじもじするばかりで何もできなくても、患者さんは、学生がただそこにいてくれるだけで気持ちが休まるようなことがあります。だから、もし患者さんに直接触れることが怖い学生には、「直接触れなくても、まずはいいのよ」と伝え、「ただ、あなたは嫌。もうあっちに行ってちょうだい」と言われないように、「そばにいてほしいと思われる人間としての器を磨きましょう」というところからスタートさせてもよいのではないでしょうか。

実は、この、「そばにいる」というのは、**ケアリング**の下位概念としても大切な要素である

―編集部注―

TE・ARTE：医療機器の進歩や患者情報のIT化などによってもたらされる「患者に直接手を触れない看護」への危惧から、手を用いたケアの重要性を見直そうと川嶋氏らが掲げた言葉。研究成果の国民に向けた普及や、ケアを必要とする人々の生活の質を高める活動を目的として、二〇一三年に「一般社団法人日本て・あーて、TE・ARTE推進協会」を設立。東日本大震災の被災地を拠点とした健康教室などの取り組みを行っている。

ケアリング：特に看護領域では、「対象者との相互的な関係性、かかわり合い」「対象者の尊厳を守り大切にしようとする看護職の理想・理念・倫理的態度」「気遣いや配慮が看

「存在――Presence」です。このことを考えたら、「そばにいる」ということは、そんなにやさしいことであるとはいえません。でも、ここでは、触れるのが怖い初心者であれば、「触れなくてもいいからそばにいてごらん」と提案するわけです。

とはいえ、看護実践というのは、その方のよりよい変化をめざして働きかける過程ですから、患者さんに苦痛がある場合には少しでも苦痛を軽減し、闘病意欲が低下している場合には少しでも前向きになれるよう、とにかく身体の大変なところが楽になるよう、働きかけなければなりません。ですから、ただそばにいるだけで助けられることなどは滅多になく、直接的に触れるということが大切になってくるのです。

脈をとってみる

私は今、看護教育の諸課題の中で、基礎看護技術教育のありようが一番問題だと思っています。アプローチの方法は多様ですが、看護の第一歩は、他者に触れるところから始まるわけですから、まず他の人がどんな気持ちを抱いているのか、どんな生活をしているのかを知ろうとすることが大切です。でも、人生経験の浅い学生が具体的にイメージすることは困難だと思います。

そこで、例えば、「あなたは隣に座っている人のことを知っていますか?」という問いかけをしてみてはどうでしょう。おそらく同級生同士であっても、家族背景や考え方は随分違うと思います。無理に相手のプライバシーを掘り起こそうとするのではなく、語りたいことを

護職の援助行動に示され、それが対象者に伝わり、対象者にとって何らかの意味を持つ」という意味合いを含む言葉(日本看護協会『看護にかかわる主要な用語の解説』)。また双方の人間的成長をもたらすことが強調される。ケアリングが、看護に倫理的基盤を与えるという考え方をめぐり議論がなされている。

恋人同士なら平気で手を握り合えても、普通はいきなり他人の身体に触れたり、触れられたりすることに抵抗があるものです。

看護の初心者が患者さんに触れるには、「脈拍をみる」ことが有効だと思います。認知症のお年寄りは嫌がる場合も多いですが、多くの人は「脈をとらせてください」と言えば、自然に手を差し出してくださるでしょう。

語ってもらう形で、まずは相手を知ろうとすることを始めてみてほしいと思います。

それから、恋人同士なら平気で手を握り合えても、普通はいきなり他人の身体に触れたり、触れられたりすることに抵抗があるものです。そこで私は、看護の初心者が患者さんに触れるには、「脈拍をみる」ことが有効だと思います。認知症のお年寄りは嫌がる場合も多いですが、多くの人は「脈をとらせてください」と言えば、自然に手を差し出してくださるでしょう。これは相手の領域を侵さず、嫌がられずに「触れる」ためのとてもよいアプローチです。看護師が脈をとることについては誰からも文句を言われません。ですから学生には遠慮をしないで脈をとってもらいたいと思います。

でも、近ごろはナースが脈をとらなくなりましたね。ある大学病院に入院した患者さんの話ですが、その人は手術後で、不自由な足を引きずって廊下に出て、自動血圧計で測定した脈拍数をメモしてナースに渡すのだそうです。一瞬耳を疑いましたが、本当の話なのです。メモの数値を電子カルテに記入するナースは、これでは情報の仲介人でしかありません。ナース自身が機械の端末に甘んじているのです。その病院では体温も患者自身で測るわけですが、そうしたことをセルフケアとはいえないと私は思います。

脈拍については、ナイチンゲールも「多くのことを教えてくれるのは数ではなく性質である」と言い、「皮膚の下で一本の細糸がふるえているような」（『看護覚え書』）など細かく表現していて、脈をみるだけでどこに病気があるのかがわかるといった、東洋医学でいう脈診にまで言及しています。実際、三本の指で脈をとるだけでさまざまなことがわかるのです。私たちには血管が拍動する数だけではなく、触れている皮膚の温度や湿度、乾燥具合、相手の気分まで感じることができるはずです。皆さんも、ぜひもう一度『看護覚え書』を読んでみてほしいと思います。

次の段階として、脈に触れていた手を持ち替えて、患者さんの手の甲を静かに遠心的に撫でさすることを教えるといいでしょう。そうすることで、より患者さんに近づくことができます。いきなり「身体に触れてみましょう」などと言っても怖気づいてしまいますが、手の甲だったら、触れるほうも触れられるほうもそんなに嫌ではないはず。人は初対面でも握手くらいならできるのですから。

私は、脈をとった手をちょっと持ち替えて、手背側の皮膚を軽く撫でることを基礎的な「手当て」として教えます。さするかさすらないかくらいの弱さで触れるのです。そうすると、心身のつらさから、しかめ面になり他人を拒否している患者さんでも、うっすらと目を開き「おや?」と思うぐらい気持ちがいい顔をしてくれるのです。そこから、学生とのコミュニケーションが開かれることでしょう。基礎看護学では、初めての実習で患者さんとどうコミュニケーションをとっていいかわからない学生に、原理ばかりではなく、このように具体的なことも教えてほしいと思います。

サンデロウスキーがテクノロジーと看護のアイデンティティに関して述べている中に、「看護師は今や画面上の世界で患者監視を行うようになった。それらは、五感や聴診器などで直接患者情報を得るのとはまったく異なっていて、テキストデータを判読し解釈するようになった」と言い、「この種の患者把握は、新しい形の『手を出さない』看護をもたらした」(『策略と願望』二〇〇四年)と、まさに日本の看護現場で現在進行形の状況を述べています。要は、

サンデロウスキー:Margarete Sandelowski。ノースカロライナ州立大学チャペルヒル校看護学部教授。質的研究の方法論に関する研究で知られる。著書に『策略と願望』(和泉成子ほか訳、日本看護協会出版会、二〇〇四年)、『質的研究をめぐる10のキークエスチョン』(谷津裕子ほか訳、医学書院、二〇一三年)などがある。

このような傾向を進歩と見るべきか、その反対と見るべきかが問われているのです。

看護業務と看護技術

ナースとして、その日にやらなければいけない仕事が「看護業務」です。それに対し、もう一つ「看護技術」という概念があります。私には、多くの人がこの二つを区別できていないように見受けられます。簡単に言えば、業務は法律（保助看法）で規定されている仕事内容です。技術というのは、目標達成に有効な法則性が言語化されて、知識の形で伝えることのできるレベルの〝わざ〟を言います。

またもう一つ、個人の経験や身体知レベルのわざがあります。このレベルのわざは「技能」といって「技術」と区別して用いています。その特徴は、言語化されていないため他人に伝えることはできず、あくまでも個人的なものです。これに対して技術は、個人の所有ではなく、知識として社会化されるので、誰もが学べば使えるものになるわけです。けれども、それは看護業務の範疇に入らない限り、行うことはできません。法によって規制されるのです。

例えば医師が行う業務のいくつかは、看護師も技術的には実施可能です。しかしそれをあえてやらない。これは看護師の職業としての誇りの一つです。拒否するのではなく「私は看護師だからそれはやりません」という矜持があるわけです。それが業務と技術との関係です。例えば看護師が行う**静脈注射**は、二〇〇二（平成一四）年になって法的に解禁される以前から「静注なんて看護師のほうがずっと上手よね」という時代が長く続いてきました。つまり、そ

静脈注射：薬剤を静脈内に留置した注射針から投与する方法。看護師等による静脈注射の実施については、保健師助産師看護師法に規定する看護師の業務の範囲を越えるものとされてきたが、平成一四年九月三〇日付厚生労働省医政局長通知によって、「看護師等が行う静脈注射は診療の補助行為の範疇として取り扱う」という新たな行政解釈の変更がなされた。これによって、看護師が静脈注射を業務として実施する能力があると認められた。

やらなければならない業務をパターン化すること自体はよいのですが、ただしそれは量的な面での話です。質的な面ではもっと高みをめざさなければいけないのに、低いレベルで一定化しルーチン化してしまったら、患者さんはすごく不幸せでしょう。

「常に高い目標をめざすこと」は業務の範疇からは外れるかもしれないけれど、こだわるべき課題は数多くかつ頻繁に存在するはずです。今、現場で一番欠けているのはそうしたことへの自覚だと私は思います。

の技は上手にできるけれど、業務上ナースの仕事ではないからやらないのです。私が小児科にいたころ、子どもを泣かせないため一発で注射針が入るよう、下手な医師に教えたものです。「先生もうちょっと上、下、斜め」とか言いながらね。

バイタルサインの測定は、限られた時間と人数で仕事をしていく以上、ある程度業務的に区分けしなければできません。ですからそれらを業務の一つと位置づけるのは、現場側の発想として仕方がないと思います。すべてを技術本位に、その人のやりたいように自由な発想で行っていると一日の仕事が終わらないし、すべての患者さんに行き届いた看護ができません。業務と技術の兼ね合いはすごく大切なのです。

こうして、やらなければならない業務をパターン化すること自体はよいのですが、ただしそれは量的な面での話です。質的な面ではもっと高みをめざさなければいけないのに、低いレベルで一定化しルーチン化してしまったら、患者さんはすごく不幸せでしょう。「常に高い目標をめざすこと」は業務の範疇からは外れるかもしれないけれど、こだわるべき課題は数多くかつ頻繁に存在するはずです。今、現場で一番欠けているのはそうしたことへの自覚だと私は思います。

「患者さんたちはそれぞれ同じ保険料を払っているのだから、特定の人だけにいいケアをしてはいけない。だからみんな低いレベルのケアで統一しましょう」という考え方が、看護の現場を支配していませんか？　私はそれを「けちけち平等」と言うのですが、それでは看護は全然進歩しません。我慢して、諦めて、不満を持って退院していく患者さんばかりつくっていないでしょうか。そうではなく、高いレベルのケアを一人の患者に集中して提供することを通して「ああ、こんなによい変化があるんだ。患者さんはこんなに喜んでくださるんだ」という実感を主体的に体得できれば、「あの人や、この人にも同じケアをしたいわ」と、関心が連鎖してくるはずなのです。

診療報酬と看護報酬

現在の看護業務は診療の補助に偏り過ぎて、療養上の世話がおろそかになっています。これは、今に始まったことではありませんが、近年は、意識の上でも次第にこうした事象が当然のように受け止められる傾向があるようです。驚いたことに、日本看護協会までが**看護補助者**の導入により、本来の看護業務である療養上の世話を無資格者に委譲することに賛成しています。今、現場の看護師を忙しくさせている大きな要因は、「診療報酬ファースト」であることです。何がなんでも診療報酬が念頭にある、つまり病院の中が経営一色で、この「経営」という言葉を使えばみんなが「ははあっ」とひれ伏すような状況が、看護師を限りなく多忙にしている大きな理由なのです。

現在の診療報酬から看護師の仕事を見ると明らかに不採算です。ですから、これに対して私は「診療報酬や介護報酬があるのに、なぜ看護報酬はないのか」とずっと疑問を投げかけてきました。**看護系学会等社会保険連合**（**看保連**）代表の**井部俊子**先生にも、「とにかく看護報酬をつくりましょう」とよく話します。

看護報酬とはどういうものか。もしそれを出来高払いにすると、例えば「今日は、洗髪し

看護補助者：看護師の指示の下、看護師の業務をサポートする者をさす。医療行為は行わず、療養生活上の世話（食事・清潔・排泄・入浴・移動など）、病室内の環境整備、ベッドメーキング、看護用品および消耗品の整理整頓などの業務を行う。看護師不足の中、診療報酬などでも積極的な活用が推進されている。

看護系学会等社会保険連合（**看保連**）：学術的根拠に基づいて、看護の立場から社会保険医療・看護のあり方を提言し、看護の診療体系の充実・適正化を促進することを目的とした組織。二〇〇五年七月に設立され、現在五一の看護系学会団体によって運営されている。

ましょうね」と提案した場合、「お金がないから要りません」となってしまいます。ですから逆の発想で、看護をしないとリスクがあるような人の点数を決めておくのです。

上気道感染の恐れのある人が入院されたケースならば、その感染を防いで発症しなかった場合や、褥瘡のリスクがある患者が、看護ケアによってその発生を抑えられた場合の評価を点数化するのです。それも一週間以内、二週間、一カ月といった期間とかけ合わせたような点数表を作成し、よりよい看護をすればするほどお金になる仕組みをつくるのです。そうすれば、病院の中で経営のことばかり気にかける必要はなくなると思います。

しかし一方で、例えば小児看護の場面で、お母さんが邪魔な存在になってくることがあります。患児にとって本当によい看護をしたいのに、お母さんがいるからできない。この子をもっと自立させてあげたいのに、すごくママに甘えているようなこともあるのです。子どもにとってはママが一番ですから、母子関係を尊重しながら看護の専門性を発揮していくことは確かに難しい面があると思います。

私は小児看護の経験が長かったのですが、戦後間もなくのころまで、占領軍の指示の下、母子分離が基本でした。看護師が母代わりをし、親は面会に来るだけだったので、存分なケアができたのです。でもそれは逆に見れば、お母さんが来てもお世話をさせてあげられない状況でもありました。

患児のそばにお母さんがついていると、子どもは看護師に対して多少なり警戒をすることになります。自分にとって怖いことをする、嫌なことをする人であればそれは避けられません。ならば、ナースが診療の補助をしなければいいのです（というより、直接医師の補助をする

井部俊子（いべとしこ）：聖路加国際大学名誉教授、株式会社井部看護管理研究所代表取締役。聖路加看護大学大学院看護学研究科博士課程修了。一九六九年聖路加看護大学衛生看護学部卒業、聖路加国際病院入職。一九九三～二〇〇三年聖路加国際病院看護部長兼副院長。二〇〇四～一六年聖路加看護大学学長。一七年より現職。主な著書に『看護という仕事』（日本看護協会出版会、一九九四年）、『看護のアジェンダ』（医学書院、二〇一六年）ほか多数。

私がなぜ「療養上の世話が大切だ」と言うのか。それは保健師助産師看護師法で謳われているからではなく、その中にこそ、患者の自然治癒力を高める、看護本来の機能が働いていると考えるからです。

診療報酬や医療費の削減をしたければ、むしろ看護師がすべき仕事をすることで薬や医療行為の多くを減らせるはずなのです。

のではなく、子どもの側に立って医師の診療が苦痛なく怖くなく進むことをめざすのです）。そして、お母さんと同じように、常に子どもの療養上の世話に目を向けながら、仕事ができればいい。

このことは、**リディア・ホール**が「医師の仕事が次々と看護師に委譲されてくるにつれ、私たちが手離さなければならなかった唯一の実践領域は、看護独自の熟練領域である安楽を与える身体面のケアである」と、すでに一九六〇年代に警告を発しています。今から五〇年前、アメリカの医師たちはアシスタントが欲しくて、見回すとちょうど看護の修士課程が始まっており優秀なナースたちがいました。それらの人たちが**PA（フィジシャン・アシスタント）**として、医師の仕事を引き受け、安楽を図る熟達した仕事を切り捨ててしまいました。日本でもそれは同様で、療養上の世話をどんどん未熟練者に受け渡していく方向に進んでいます。

私がなぜ「療養上の世話が大切だ」と言うのか。それは保健師助産師看護師法で謳われているからではなく、その中にこそ、患者の自然治癒力を高める、看護本来の機能が働いていると考えるからです。注射よりも手術よりも看護をしたほうがよくなる病気だってあるのに、看護師はそのことを一般市民に理解してもらう努力もせず、わざわざ放棄しようとしているわけです。さらに言うなら、診療報酬や医療費の削減をしたければ、むしろ看護師がすべき仕事をすることで薬や医療行為の多くを減らせるはずなのです。

「私一人の力」が大切

これまで六五年間、産休を二回とった以外はずっと看護師を続けてきました。その私が、

リディア・ホール： Lydia Hall（一九〇六〜一九六九）。アメリカの看護理論家。「看護は過程である」とし、看護の過程を care と core と cure の互いに連結している円で示し、患者の回復する力を認めることから看護が出発するとした。本文中の言及箇所は次の論文からの引用である。リディア・ホール著、小玉香津子訳（1965）：New York Loeb Center 文献連載、看護ケアとその本質についてのもう一つの見解、（看護実践の科学 9(5) pp.61-75）

PA（フィジシャン・アシスタント）： 医師の監督の下、診療、薬の処方、手術の補助など医師が行う医療行為の大半をカバーする医療従事者をさす。アメリカやイギリスで導入されており、日本

近年、現場や教育の実態を知れば知るほど、看護に対する魅力や未来の展望が感じられなくなりつつあります。現場が荒廃し、教育が劣化しているといってもいいような具体例が山ほどあるのです。でも、ここにいる若手の研究者・教育者の皆さんとお話をしているとかすかな望みを実感でき、やはり未来を切り拓いていかなければいけないな、と実感します。

ある国にこんな逸話があります。果樹園で収穫したブドウからつくったブドウ酒を、各ブドウ農家が持ち寄ってお祭りをするのですが、その際、大きな樽にみんなのブドウ酒を入れるわけです。ところがある人が、「自分の家一軒ぐらいならいいだろう」と、その樽にブドウ酒ではなく水を入れました。みんなで「さあ、乾杯しよう！」と樽からブドウ酒をグラスに注いだら、全部水だったというお話です。みんな同じことを考えていたのですね。

つまり私が言いたいのは、「私一人が発言し、行動しても仕方がない」のではなく、「私一人がまずやること」が大切なのです。今、日本で働いている看護職が一六〇万人います。一人ひとりが立ち上がれば、その一六〇万人のパワーはすごいものです。制度だろうがなんだろうが変えられるはずです。今の流れに与《くみ》して何にも疑問を感じず、このほうが楽だからとぬるま湯にじーっと浸っていたら、看護はずっと沈滞ムードのまま、やがて専門職として存続が許されなくなるかもしれません。今はそういった危機的な状況なのだと思っています。

スタートさせること、継続させること

私自身が声を上げ、取り組んできたことをいくつかご紹介すると、例えば**東京看護学セミ**

にはこの制度はない。専門学校で規定の単位を履修し、国家資格を得た後、州免許を取得する。

東京看護学セミナー：一九六五年に川嶋氏を中心に結成。現場の事例をテーマ別に検討し、臨床看護の科学化・言語化を追究している。

ナーをつくったのが一九六〇年代でした。これは細々とですが今でも続いています。それから、ウェブ上で**看護実践事例集積センター**を立ち上げて、もう二〇年ぐらいになります。それから**看護音楽療法**も二〇年続けています。また、東日本大震災の被災地支援を始めてから六年近くが経ちました。**看護未来塾**はまだスタートしたばかりですが、とにかく始めることがすごく大切だと思います。

その際、「日本の看護がこのままではいけないから、専門職の誇りにふさわしい、よい看護をしましょう」とか、あるいは「看護の受け手の人たちの幸せ、ＱＯＬのためにも教育と臨床が一緒になって、よい看護が実践できるように頑張りましょう」といったコンセプトをしっかりと決め、それをきちんと継続することが大切です。

組織を立ち上げるとき、多くの場合はメンバーの固定化に奔走してしまいがちですが、そうではありません。運動さえちゃんと続けていれば、あとは海岸に打ち寄せる波と同じです。ザブーン、ザブーンと繰り返し波は来るけれど、その水はいつも同じではありません。ある水は砂浜に滲《し》みたままかもしれないし、ある水はもう沖に戻ってしまっているかもしれない。それでも毎日、波は来るわけです。それと同じように、運動やプロジェクトを始めたなら、継続することが重要であり、中身は入れ替わってもいいのです。

私たちが東京看護学セミナーを立ち上げたとき、「もし自分が欠席すれば、その日は全然違った雰囲気の会になる。それくらい柔軟なものにしていきましょう」と話し合いました。大学院のゼミや学会などもそうですね。**日本看護科学学会**は大きくなり過ぎ、発表だけで終わってしまいディスカッションする場があまりありません。ですからこのセッションのよう

看護実践事例集積センター：東京看護学セミナーのメンバーを中心に、看護師個人が報告した事例の中にある経験知を精錬し、多くの臨床現場に活用できる看護技術にしていくことを目的に、二〇〇二年に発足した看護実践事例集積事業。事例検討成果の閲覧と看護実践事例の投稿を行うことができる。http://www.kangojirei.jp

看護音楽療法：看護師が行う援助方法の一つ。音楽を用い苦痛の緩和、リラクゼーション、精神的安寧などをはかる。

看護未来塾：戦争体験の風化、経済・財政状況の悪化による社会保障制度の崩壊、医療現場からの人間性の疎外、看護職者が物言わぬ集団になっていることなどへの危

組織を立ち上げるとき、多くの場合はメンバーの固定化に奔走してしまいがちですが、そうではありません。運動さえちゃんと続けていれば、あとは海岸に打ち寄せる波と同じです。

ある水は砂浜に滲みたままかもしれないし、ある水はもう沖に戻ってしまっているかもしれない。それでも毎日、波は来るわけです。それと同じように、運動やプロジェクトを始めたなら、継続することが重要であり、中身は入れ替わってもいいのです。

な試みはすごくいいと思います。

若手の誰かが、看護をこれからよくしていこうという思いを募り、少数でもとにかくスタートをして継続していけば、三年先、五年先には、日本の看護は今よりよい方向に流れていくかもしれません。決して平坦な道ではなく、激流あり、崖あり、谷あり、山あり、雪が降り、雷が落ちるかもしれないけれど、それを怖がっていると何もできません。自分の信念、そしてみんなで話し合ったコンセプトを貫き通していけば、きっとうまくいくと思います。

〈おわり〉

《川嶋氏による追記》

▼「看護師になるまでのこと、そして看護への探究心を生み出した大事な学びについて」

この道に入ってから、学生時代を入れて七〇年という長い歳月を経て、尊敬するナイチンゲールやヘンダーソンが生きた年数にほぼ近い年齢になった。しかも、二回の産休と胆石による一〇日余りの入院以外は、ほぼ休まず看護の世界に浸り続けてきた。それゆえに、自分の歩み続けてきたこの道のどこの部分を切り取って若い方たちに伝えるかについてはいろいろ考えたが、この日の討論のファシリテーターである坂井志織さんに伝えた私の率直な思いは次のようなことだった。

「昨今の現場の様相を見るにつけ、教育の劣化と臨床の荒廃ぶりに、専門職存立への危機感を強く抱いています。ですので、若い方たちの元気が出るようなお話ができるかどうか……。根本的には、看護を深く愛していますが、患者さんやご家族の嘆きを聞き、臨床の看護師たちの思いを聞くのがつらい状況です」

機感を持つ看護職有志が二〇一六年に設立した組織。看護の専門性と経験を生かし、現在と未来の問題をともに考え、声を上げ、活動していくことを目的に、勉強会などを開催している。

日本看護科学学会：Japan Academy of Nursing Science：JANS。一九八一年看護学の発展を図り、広く知識の交流に努め、人々の健康と福祉に貢献することを目的に、日本看護系大学協議会を基盤として発足した。二〇一〇年より公益社団法人。会員数は約九〇〇〇人。

限られた時間内で、六人の若手看護研究者たちの問題意識に重ねての討論という企画だったので、「今」の私の到達点でもある看護への思いに重ねてのやりとりになった。あとになって考えてみると、そこに辿りつくまでのプロセスについて語ることがすっかり抜け落ちていた。とはいうものの、その部分のどこの時点にフォーカスを当てるのかがまた至難なことである。ただ、この歳になってしみじみ思うのは、幼いころから思春期にかけての体験が、その後の生き方や考え方に、目に見えない影響を与えていることだ。

私の子ども時代は、生まれてから一五歳まで戦争の時代だった。北京で敗戦を迎え、その翌年に島根県に引き揚げるまで中国と韓国で暮らしたので、空襲の体験はないが、敗色濃くなるころから敗戦により日本に引き揚げる途上での緊張の日々や、戦後二〜三年までの窮乏生活を含み、かなり変化に富んだこども時代を過ごしたと思う。六人姉弟妹の長女だった私に対し、母は「一番上の子をきちんと躾ければあとは何とかなる」として、低学年から作文、習字、写生などはどこの地に行っても教え続けた。今でいうところの教育ママである。両手をついて朝晩行う両親へのあいさつは、幼い弟妹たちも私を見倣った。蓄音機を通して流れる数多の童謡の歌詞とメロディと、片端から読む世界の童話や日本の民話を通して未知の経験や想像の風景を描きながら、空想大好き少女になっていった。

銀行員の父の転勤で小学校を五回、高等女学校を四回も転校したが、そのたびに教科書が違ったり学習進度が異なったりで、新しい環境への適応力が自然に身につく一方、厳しい受験勉強の末に入った女学校では、学徒動員令のため教室が工場化し、授業を返上して軍服の製造作業に従事した。そのことが基礎学力の習得にずいぶん影響したのではないかと思う。配給の砂糖も乏しいころには、柿の皮を干して甘味にし、魚は頭も内臓も捨てることなく利用し尽くす智恵も学んだ。つまり、変化のある生活や苦しさに耐えた経験が、工夫をしたり臨機応変な対処の仕方を身につけることに役だったように感じる。

一九四八年から五一年までの日赤女専時代は、連合軍総司令部が占領政策の一環としての看護教育改革のために創設した東京看護教育模範学院の四回生として、聖路加女専の学生たちと同じ教室で学んだ。まったく異なる歴史と校風を持つ聖路加女専と日赤女専が、合同して同じ校舎で教育を行うというようなことが可能だったのは占領下ゆえのことだった。聖路加の高橋シュン先生が「水と油」と表現された両校の違いが、互いに切磋琢磨し合うことで戦後日本における看護の主流を培っていったように感じる。全国各地の行政や病院で、この模範学院の卒業生らがリーダーシップを発揮した時代がしばらく続いた。

そうした環境の下で少々背伸びしをながら格闘した、日本赤十字社中央病院でのあれこれは、私の臨床能力を育んだ意味からだけではなく、専門職としての看護の地歩を築くためには避けられない通勤の自由、そして結婚の自由を得るための、また、旧態依然の人間関係から民主的な職場への転換への苦闘の日々でもあった。同時に、看護の意味と価値を日々の実践を通して確認し、身近なパートナーである医師の認識を変えるなど、そこではかけがえのない貴重な体験を重ねた。

その根底には、看護師の自主的な学習集団である、東京看護学セミナーでの学習と共同研究がある。誰からも束縛されず自分の意志で学びたい看護師たちが、時々の疑問を解明し、新しい知識を得るための濃密な学習は、「教室のない大学院」と位置づけた質の高いゼミの積み重ねだった。時々の看護界での問題や新しい理論などを学んだが、中でも、武谷三男の「技術論」と出会い、井尻正二の「科学論」に関してみっちりと学ぶことができたのが、その後に看護実践の言語化をはかる上で大きな力となった。

このお二人はすでに冥府に旅立たれたが、真理探究への情熱を背景にした共通の創造性に加え、優れた論理的思考と視野の広さがあった。今の私が看護への少なからぬ探求心を持ち続けていることができるのも、偉大な師との膝を交えての討論の経験が大きく影響していることを痛感している。それにつけても、看護のカリキュラムに、科学論・技術論をきちんと位置づけることの意味ははかり知れないと思うのだが、未だに実現していないことを残念に思う。

そのためもあってか、科学と技術、技術論と技術学を混同する向きもあるようだ。「技術論」は、技術の概念や哲学までを包含し、社会科学と自然科学の両面からアプローチする。かつては、技術を労働手段の体系であるとして、道具や機械そのものを技術とする考え方が主流を占めていた時代もあった。でも看護のように、人間を対象とする技術の場合、ソフト面での技術が極めて重要となるので、その意味からも、武谷の適用説と言われる技術論は、看護の技術化を進める上で有用であると考えた次第である。

つまり、技術を行為の形とか手順としてではなく、実践を内面から見てその実践がいかにして可能であり、いかにして行われているか、その原理について見る。すなわち技術は、「行為を可能にする原理」であるとの論理から、その本質を「人間実践における客観的法則性の意識的適用」としたのだ。そして、技術と技能を区別し、技術は客観的であり社会的であって知識の形で伝えることが可能なのに対して、技能は、経験や訓練によって身につく個人的で主観的であるがゆえに他人に伝えることができないと説明した。

いずれにしても、誰もが感じている、現在の看護現場の様相と基礎教育上の諸問題、ならびに国の政策として推し進められている医師のタスクシフトやタスクシェアから派生した看護の役割拡大に関しても、技術論的なアプローチが欠けていることが最大の問題であることは確かだ。今回のセッションで十分に論議できなかった部分を補完する上からも、拙著『看護の技術と教育　看護の時代3』(勁草書房、二〇〇八年)を一読していただきたいと願う。

セッションを終えて

坂井志織

切り拓くときの足場

セッション当日の模様をまとめた原稿を読み、あらためて気づかされたこと、それは川嶋先生の仕事を支える看護愛であり、看護に魅せられた一人としての情熱だった。この揺るぎない情熱が早朝のセッション会場を満たし、それに応じるように若手から意見が投げかけられ、フロアも議論に吸い寄せられていた。川嶋先生を六五年以上も引き付ける看護の魅力とは何か。私たちの世代はそれをどのように受け継ぎ、発展的に継承していくことができるのだろうか。

看護の魅力、それは〝ケアを創る楽しさと難しさ〟そして〝人と人とのかかわりが、人を治していく基盤になる〟ということにあると私は感じている。自身の脳神経外科病棟での臨床経験を振り返ってみると、患者さんの症状や後遺症、生活状況に合わせてさまざまな道具を自作し、ケアをしていた。例えば気管切開をし人工呼吸器をつけている方の洗髪。首の角度を安全に保持しなければならないので、洗髪車やケリーパッドは難しい。かといって、ドライシャンプーだけでは発汗の多い状態の頭皮はきれいにならない。またオムツを使うのは、経済的にも倫理的にも課題があった。

そこで、大きなビニール袋の片方を切りシート状にし、さらに一つの角をくりぬき穴を開け、それをバケツに入れた。そうすることでまず排水システムができあがる。そして、シャワー代わりに空の蒸留水ボトルのキャップに穴を開け、温水を入れるとコードレスシャワーの完成。ケアを難しくさせていた課題がクリアされ、重症の患者さんでもきれいな状態を保つことができた。今思えば、いろんなことにチャレンジできる自由な看護が病棟で共有されていたのだと思う。

また、片麻痺があり一人では立位を保てない男性が、「どうしても立小便がしたい!」と訴えたときには、二人羽織のように患者さんの後ろから身体を支え、腰を前に押し出して、何度も小便器の前でトライしていた。時には、先輩患者さんが隣の小便器で模範を見せてくれ、患者―医療者という垣根を越えたかかわりもあった。そして失敗したときはトイレで一緒にしょんぼりしたり、うまくできればステーションまで報告に行きみんなで喜んだりと、病棟には喜怒哀楽があった。こんな試行錯誤の中で展開される看護実践や人間的なつながりが、大変でもあり楽しくもあった。

ところが、最近は安全やマニュアルなど管理的側面に押されて、患者に合わせてカスタマイズされたケアを見かけることが減ったように思う。決められたことを守るのは大切だ。しかし一方で、新しいことを自由にやっていける主体的でクリエイティブな看護も必要である。今、現場や教育において必要なのは、看護の基本の型を押さえ、型を越える創造的で柔軟な看護実践であり、そこに含まれる看護の魅力を伝えることではないだろうか。

振り返ってみると、看護の歴史は常に時代に応じてダイナミックに展開されてきた。活動の場を広げた訪問看護が生まれたり、認定看護師・専門看護師など特定分野の知識を高めた資格を生み出したり。この時代を読む力、適応力こそ看護の特性の一つである。さらなる発展のためにまず原点に立ち返り、〝創る〟という営みを再確認し、時代に応じていくことが求められているように思う。

支流を創る

次に、今の時代と看護について考えてみたいと思いう。近年、診断技術の進歩による疾患の早期発見や、治療効果の高い薬剤開発が急速に進み、多くの疾患が慢性化している。致死的疾患の代名詞であったがんでさえも、現代においては診断後の治療・通院期間が長期化し、就労支援など新たな課題を生んでいる。療養の場も大きく変化している。介護保険制度の拡充や地域包括医療によって病院での療養は短くなり、社会において病いとともに生きる時間が長くなっている。このように病いを持ち生きる者をとりまく環境は複雑化・多様化しており、彼らの経験も長期化・個人化し捉え難くなっている。

一方で、現代医療は科学的根拠に基づき標準化・画一化されたEBPが主流となっている。前述のように多様化する病いの経験を、治癒や良好な病状管理を目標とするエビデンス・ベースト・プラクティス（EBP）だけで理解し、ケアすることの限界が見え始めている。ところが、多くの看護者は主流の思考に傾倒しがちであり、自らが日々感じていることを脇に置いてしまう傾向があるように思う。

複雑化・多様化する時代の医療において、〝患者の病い経験〟を捉えるには、日々の実践の中から新たな視点によるケアが生み出されることが求められている。ロボット技術の発展やＡＩの普及により、看護のあり方も今後大きく変わっていく可能性がある中、私たちが看護のコアとして何を大切にしていくのか。主流に追随するだけではなく、状況に応じて支流を自ら創り出し、その多様性を大きく包み込めるような、懐の深いクリエイティブな看護にしていきたい。

川村佐和子

かわむら・さわこ　一九三八年生まれ。一九六一年東京大学医学部衛生看護学科卒業、横浜市衛生局戸塚保健所勤務。三鷹市幼児保育所、一九六五年東京大学医学部保健学科疫学研究室勤務。中島病院に非常勤で出向し、一九六九年全国スモンの会副会長。一九七一年東京都立府中病院に勤務。一九八六年東京都神経科学総合研究所副参事研究員、同年「筋・神経系疾患に対する公衆衛生看護学的研究」で昭和大学医学博士。一九九一年東京医科歯科大学教授、東京都立保健科学大学教授、青森県立保健大学教授、二〇〇八年聖隷クリストファー大学教授。著書に『難病に取り組む女性たち 在宅ケアの創造』（勁草書房）、『病院保健婦―患者をささえる白衣の天使』（あいうえお館）、『現場発想の看護研究―その視点と方法』（日本看護協会出版会）などがある。

若手からの問い

「スモン対策を柱に、わが国の難病看護を牽引されてきた原動力はどこにあるのですか？」

「難病対策要綱の制定において、看護は何をもたらしたのでしょうか？」

「社会的困難に直面する当事者たちの状況を改善していく中で、何が国の行政に携わる人々を動かしたのでしょうか？」

無医地区で味わった疎外感

私は、東京日本橋・水天宮そばの呉服屋の娘で、小さいころから「あなたは兄弟を持たない長女なのだから番頭さんと結婚して跡を継ぐのだ」と、常々言われておりました。そのため、自分が家族の生活に責任を持つ存在だということを強く意識づけられてきたと思っています。また、小学校に入る前に、第二次世界大戦を経験し、サイレンが鳴ると防空壕に避難したり防空壕に避難しても焼夷弾が投下され殺された話を聞いたり、夜避難したところから焼夷弾が花火のように町に降り注ぐ場面を見たりして、いつ死ぬかわからない恐怖が身近にある毎日を過ごしました。

栃木県に疎開していましたが、終戦後は食べ物がなく、母を手伝って野菜はもちろん芋も豆もピーナッツもなんでもつくりました。ある日、車を引いているお馬さんが道端で育てていたナスを食べてしまったことがあって、未だにあのナスを食べたかったことが、馬の姿とともに忘れられません。ですから、自分で働かなくては食べられないということが身に沁みています。

その後、今では東京駅から一時間もかからずに行けるところに引越しました。当時そこは（というより、日本全国で多くの場所が）**無医地区**でした。うちは**結核**一族で、母や叔父たちも罹患していました。そのため小学校時代は「あの子は結核患者の子どもだから、そばに行くと病気がうつるよ。一緒に遊ぶと結核になるよ」と言われて、ほとんど友だちがいませんでした。当時はそうした状況をうまく理解できなくて、「一人でいればいいんだ」と思っていま

―編集部注―

無医地区：医療機関がない地域。「へき地保健医療対策等実施要綱」（厚生労働省、平成二一年改正）では、「医療機関のない地域で、当該地区の中心的な場所を起点として、おおむね半径四キロメートルの区域内に五〇人以上が居住している地域であって、かつ容易に医療機関を利用することができない地区」と定義されている。

結核：結核菌が引き起こす感染症。わが国において結核は、明治時代から昭和二〇年代まで長い間にわたって、最終的に死に至る確率が高い「国民病」「亡国病」として恐れられていた。その後、一九五一（昭和二六）年に施行された結核予防法による対策、予防や治療法

うちは結核一族で、母や叔父たちも罹患していました。そのため小学校時代は「あの子は結核患者の子どもだから、そばに行くと病気がうつるよ。一緒に遊ぶと結核になるよ」と言われて、ほとんど友だちがいませんでした。

私の家の前を、子どもたちが鼻をつまみながら「息をしたら結核がうつる」と言って走っていくようなことが日常でした。つまり私自身が〝感染疎外〟というものを受けて育ってきたのです。

した。私の家の前を、子どもたちが鼻をつまみながら「息をしたら結核がうつる」と言って走っていくようなことが日常でした。つまり私自身が〝**感染疎外**〟というものを受けて育ってきたのです。

祖父は自宅で亡くなったのですが、その日の前日まで私たちと一緒に遊んでくれていました。次の朝、熱があるというので私がそばにつき、うちわで風を送っている間に、私が気がつかないほど静かに亡くなりました。そのときに「ああ、人の死というのはこんなものなんだ」と思った記憶があります。

お通夜では、一番年上の女孫の私はお茶出しをする役割でした。集まった皆さんにお茶を配って歩いているとき、村議会議員だった祖父の関係者たちが話す「アメリカから東京大学病院にペニシリンが二〇人分届いたそうだ。もしあれがあったら、おじいさんは死ななくてもよかっただろう」という会話が耳に入ってきました。また、一部の村議会議員グループが「政府には早くこのような無医地区をなくし、みんながペニシリン治療を受けられるようにしてほしいものだ」という話をしていました。「ここは無医地区だから、祖父のように、人は医療を受けずに死んでいくのだ」と知った私は、国の政策が庶民の生死にかかわるということを、その後だんだんと理解できるようになっていきました。（▼**追記「当時の医療の実態と現在」参照**）

病気になると医者がいませんので、町役場にいる保健師さんが頼りでした。喀血した人がいれば保健師さんが走ってきて、いろいろな処置や看護をしてくれたのです。私にとって、看護師は病院の中にいる偉い人、保健師は呼ぶと来てくれて自分たちの健康問題をすぐにサポートしてくれる人、そういう存在でした。

の確立によって死亡率は激減した（戦後の罹患率は一〇万対一八〇）が、近年、多剤耐性結核など新種の結核が問題となっている。

感染疎外： 感染症への感染およびその疑いのある患者や家族が、周囲からの偏見によって疎外感を感じること。こうした社会的疎外感から患者や家族がうつ状態に陥ったり、自殺したりする危険性が懸念される。

訪問看護の原動力となった母の看病

そんな経験をしながら大きくなったのですが、もう一つ大きな出来事として、**結核予防会結核研究所**の医師が、母のところへ診療に来てくださるということがありました。事前にレントゲン技師と看護師が来て胸部レントゲン撮影と採血をしてくれ、その結果を持って、結核の名医・神のような存在の**北練平**先生が来てくださり、診断して処方して帰っていかれました。この経験はその後、私が訪問看護や在宅診療をやろうと考えた際のアイデアにつながっていると思います。

その北先生が処方してくれた薬は、父が注射することになりました。私はガラスの注射器を鍋に入れ、水を張って二〇分煮沸する手順を教わりました。家にはガスが引かれていなかったので、家の裏で松葉を拾い、それを炊いて煮沸するのです。私は「これで母が治るんだ」と思いながら、もう懸命になってどんどん燃やすのです。松葉はとても火力があり、それに鍋には蓋もなかったので、二〇分もたつと水はカラカラに干上がり、ガラスの注射器の上に灰が積もるような按排《あんばい》でした。後年、父と酒を飲むと、彼は「お母さんの体の中には松葉の灰が入っているよな」と話していた記憶があります。

今振り返ると、とんでもないことをしていたのですが、家族というものはとにかく治したい一心で、言われたことを一生懸命ひたすら行うものです。そういうひたむきさは、外から見ると非常に面白いことに見えるものだと、やがて実際に自分が在宅看護に携わる中で感じ

結核予防会結核研究所：一九三九（昭和一四）年に内閣決定によって公益社団法人結核予防会が設立された。結核研究所はその一事業所である。設立当時、結核はわが国の死因の首位を占め、国民衛生上の最大の課題であった。結核の撲滅のための調査活動、総合的な研究の実施、正しい知識と予防のための啓蒙活動、人材育成などを推進。現在も、結核を中心に、肺がん等呼吸器疾患の予防、調査研究、国際協力などを行う。

北練平：きた・れんぺい。医師。結核予防会結核研究所、久我山病院院長、日本結核病院協会理事長等。著書に『回復期の療養』（結核予防会、一九四九年）、『肺結核病変の組織像』（医学書院、一九五八年）、訳書に『白い疫病』（ルネ・

るようになりました。幼いころに家族を看病した体験が、「家族はとにかく一生懸命なのだ。訪問看護はそのことを基軸にして行わなければいけない」という考えの原動力になっています。（▼**追記「一九四〇年ごろの訪問看護事情」参照**）

スモンの患者さんと出会う

東京大学医学部衛生看護学科で学んだ私は、卒業後、保健師として最初に横浜市、次いで三鷹市で働きました。そして一九六五（昭和四〇）年に東京大学医学部保健学科疫学研究室の助手になります（▼**追記「社会福祉への関心とセツルメント」**）。そこでは麻疹ワクチンの野外評価を行い、約八万人の小学生を対象に麻疹の流行分析を行いました。抗体の検査値を評価し、どのワクチンの組み合わせで接種すると一番効果があるか、どのような副作用があるか結果を出し、それをまとめた論文が日本衛生学会誌に掲載されたので、指導教授だった**山本俊一**先生が「博士論文にしましょう」と言ってくださいました。しかし、当時は家の事情でとてもそれどころではなく、博士号取得のための論文は、四〇代の後半にあらためて書くことになります。

スモンの発生は、一九六二（昭和三七）年に初めて関連報告が出されています。山形県の診療所の医師が日本内科学会の地方会で報告したものです。東京オリンピックが二年後の一九六四（昭和三九）年に開催され、ちょうどそのころに多発したため、対策としての研究費が出ました。

スモンは致死率が高く、視神経障害や上下肢の異常知覚のほか、歩行障害が生じる原因不

デュボスほか著、結核予防会、一九八二年）などがある。

山本俊一：やまもと・しゅんいち（一九二二〜二〇〇八）。医師、衛生学者。東京大学医学部名誉教授。一九八六年東京都文化賞受賞。公衆衛生の研究に尽力し、ハンセン病史を執筆。ハンセン病訴訟では熊本地裁に原告側意見書を提出した。著書に『疫学入門』（朝倉書店、一九七二年）、『日本コレラ史』（東京大学出版会、一九八二年）ほか。

スモン：Subacute Myelo-Optico-Neuropathy, SMON。一九五〇〜七〇年代にかけて日本で多発した神経障害。典型例では下肢の痙性麻痺と深部覚障害による失調歩行、異常な冷痛感やビリビリとした異常感覚があり、

明の疾患であること、また地域・病棟・家族に集積性があることから伝染性が疑われ、埼玉県戸田市のオリンピック・ボートコースがある地域に多発していたことから社会問題化し、その地域では強い〝感染疎外〟の状態が起こっています。その話を聞いた私は「自分の小さいときと同じだな」という気持ちになり、医療福祉制度の恩恵を享受できない、そうした方々の相談に乗ることをしてきました。

しかし、オリンピックが終わってしまうと研究費がまったく出なくなりました。当時、東京大学医学部神経内科の助手をされていて、のちに**臨時脳死及び臓器移植調査会**などの委員長を務められた**井形昭弘**先生にその話をすると、彼は「そうなんだよ。僕ね、スモンのことは気になっているんだけど、どうしようもないんだよな……」という返事でした。そのとき私は、いったい国はこの問題をどう考えているのか、疾患を持つ患者さんの中には自殺者も出ており、一家心中する家族もある。そのような状況が放置されているのはいかがなものか、と考えていました。（**▼追記「スモンの問題と戦争体験」参照**）

そんな中、NHKから「スモンの患者を集め、国に陳情に行ってほしい」という話があり、病院で相談に乗っていた患者さんたちに付き添い、陳情に行きました。ところが、これには「スモンは伝染病だ。だからお金をつけてほしい」という筋書きができていたため、新聞に「スモンは伝染病である」と書き立てられてしまい、さまざまな疎外を受けた患者さんが二〇人くらい、その年に自殺されました。そこでスモンの当事者であり、後に第一次スモン訴訟の原告の一人となる**相良丰光**さんと話をして、「患者会を組織し、患者たち自身で考え動かなければ、患者の生活をよくする活動はできないのだ」という結論になりました。

二〜三割に視覚障害が現れ、失明例もあった。当初は感染症などが疑われたが、整腸剤キノホルムによる薬害であることが明らかになり、スモン患者の恒久対策として、健康管理と疾患原因究明を目的として、「スモンに関する調査研究班」が設けられている。（難病情報センター：http://www.nanbyou.or.jp）

臨時脳死及び臓器移植調査会：脳死臨調。首相の諮問機関として、一九八九年に設置された。二年間にわたって各界代表者一五人からなる委員と五人の参与が、脳死・臓器移植問題について検討し、答申を作成した。

井形昭弘：いがたあきひろ（一九二八〜二〇一六）。神経内科医。鹿児島大学スモンは（中略）地域・病棟・家族に集積性があることから伝染性が疑われ、埼玉県戸田市のオリンピック・ボートコースがある地域に多発していたことから社会問題化し、その地域では強い〝感染疎外〟の状態が起こっています。

その話を聞いた私は「自分の小さいときと同じだな」という気持ちになり、医療福祉制度の恩恵を享受できない、そうした方々の相談に乗ることをしてきました。

しかし、その〝感染疎外〟は非常に激しく、患者さんたちは社会から孤立していました。そこで、出版社を経営していたある患者さんが「スモンの療養の手引書をつくってほしい」と井形先生に持ちかけられ、「スモンの広場」という一八ページほどの小冊子を配布することになりました。私は編集者の役を仰せつかり、この冊子を通してスモン患者の療養の仕方を伝えるとともに、疫学的調査を実施しました。

およそ五〇〇人の方から回答が寄せられ、スモン患者の発生年とその推移を図にできました。また、患者さんの生活上の苦痛も自由記載としてほとんどの方から寄せられ、それらをまとめました（**表**）。患者さんたちの訴えは、①再発・悪化の不安、②異常知覚（しびれ等）、②歩行困難、④前途悲観が多く、前途悲観がこのように多いのはハンセン病・結核に匹敵する大問題だということになりました。個別の訴えをこのように数値化して示すことは、大変インパクトがあったようです。（**▼追記「自由記載に書かれていたこと」参照**）

この冊子の配布は、〝感染疎外〟によって孤立していたスモンの療養者たちを一つの組織にするきっかけにもなりました。こうして、一九六九（昭和四四）年一一月、「**全国スモンの会**」という**患者会**を立ち上げ、相良さんが会長、私が副会長・事務局長を務めることになりました。

（**▼追記「スモンの会における当事者たち」参照**）

スモン対策のための研究・調査

患者会ができると、すぐに一九七〇（昭和四五）年三月の衆議院補正予算委員会で議題にして

名誉教授、元学長ほか。神経難病、スモンの研究で知られ、スモンの原因物質であるキノホルムの特定に奔走。後に脳死臨調の委員長を務めた。

相良丰光：さがらよしみつ（一九二七〜二〇〇八）。全国スモンの会初代会長。一九六九年同患者会の結成、その後の活動に尽力する。スモンの当事者であり、第一次スモン訴訟の原告の一人。

全国スモンの会：一九六九年、当時原因不明・伝染・奇病と言われ社会から疎外されていたスモン患者が結成した患者会。一九六〇年に発生が認められたスモンは、七〇年にキノホルムが原因と疫学的に究明され、キノホルム製剤の使用中止指導によって終息した。七一年第一次スモン訴訟にて

もらえることになり、そこに「スモンの広場」の一ページ（図1）で集めた患者の疫学的な調査結果を資料として提出しました（図2）。衆議院補正予算委員会では「治療・治癒の希望」「生活上の障害の軽減」「原因究明と治療法の開発」に加えて「医療機関の確保と充実」「近隣の病院できちんと医療が受けられるようにしてほしい」、それから「医療費の負担を軽減したい」「社会疎外をなくしたい」といった患者さんたちの希望を伝えました。特に後者二つは、生活支援や社会福祉看護の研究推進を求めることを目的として、いくつかの政策を訴えました（図3）。

その結果、調査研究促進のために五〇〇〇万円が予算化されました。また、医療施設の整備と医療費の自己負担軽減は、後に訪問看護費用の助成も含まれるようになりますが、これも五〇〇〇万円、合わせて一億円を獲得しました。当時では破格の額だったそうです。後にある患者会に呼ばれ、「自分たちは非常に長い間運動してきたのに、研究費として一千数百万円しか得られていない。そちらが一億円もとってしまったら、自分たちの研究費はなくなってしまうかもしれない。これはスモンの会のエゴではないのか。他の患者たちには非常に迷惑だ」と、激しく攻撃的な意見に晒《さら》されました。しかし、当初からそうした危惧を感じていた私たちは、スモンではなく難病対策として衆議院で訴えてもらったはずだったのですが、議員さんにはうまく通じていなかったのでした。

要望は予算として実現し、研究も一気に進み、一九七〇（昭和四五）年八月には、スモンは整腸剤として製造・販売されていたキノホルムの薬害であったことが判明し、患者の発生は終息しました。以前は劇薬であったキノホルムが整腸剤となり、処方によって投与されたとわかって患者は驚き、その気持ちは怒りに変わり、その翌年には**スモン訴訟**が始まりました。

東京地裁に提訴。七七年会として可部和解案受諾を表明。七九年社会福祉法人として認可される。八二年障害者支援施設「曙光園」を東京都小平市に開所する。

患者会：当時の患者会は、戦中・戦後、結核とハンセン病の療養所につくられた患者会（「日本患者同盟」と「全国ハンセン氏病患者協議会」）が発端といわれている。その後、高度成長期に公害や医原病が生まれ、スモン以外にも難病疾患の患者会が組織されていった。

皆様のご様子を知り、「スモンの広場」編集の参考にさせて頂きたいと思います。外部への漏洩など絶対に秘密を守ります。よろしくご協力下さい。

年　月　日生

ご氏名　　性別　男・女（　才）

ご住所　　（ご職業）

発病年月　昭和　年　月

初診を受けた年月　　その時の症状

スモンと診断をつけた医師・病院の名・住所

これまでの病歴

現在の状態

図1「スモンの広場」のページ

	人	%
A）医療費に困窮	174	39.4
受診できない	39	(8.8 ／ 22.4)
支払いに困る（含む公的扶助）	135	(30.5 ／ 77.6)
B）生活費に困窮	92	20.8
公的保護受給・無収入	29	
生活が苦しい	46	
無理に勤めている	17	
C）医療費・生活費の不安、補償制度を望む	207	46.8

表　生活上の困難（自由記載）

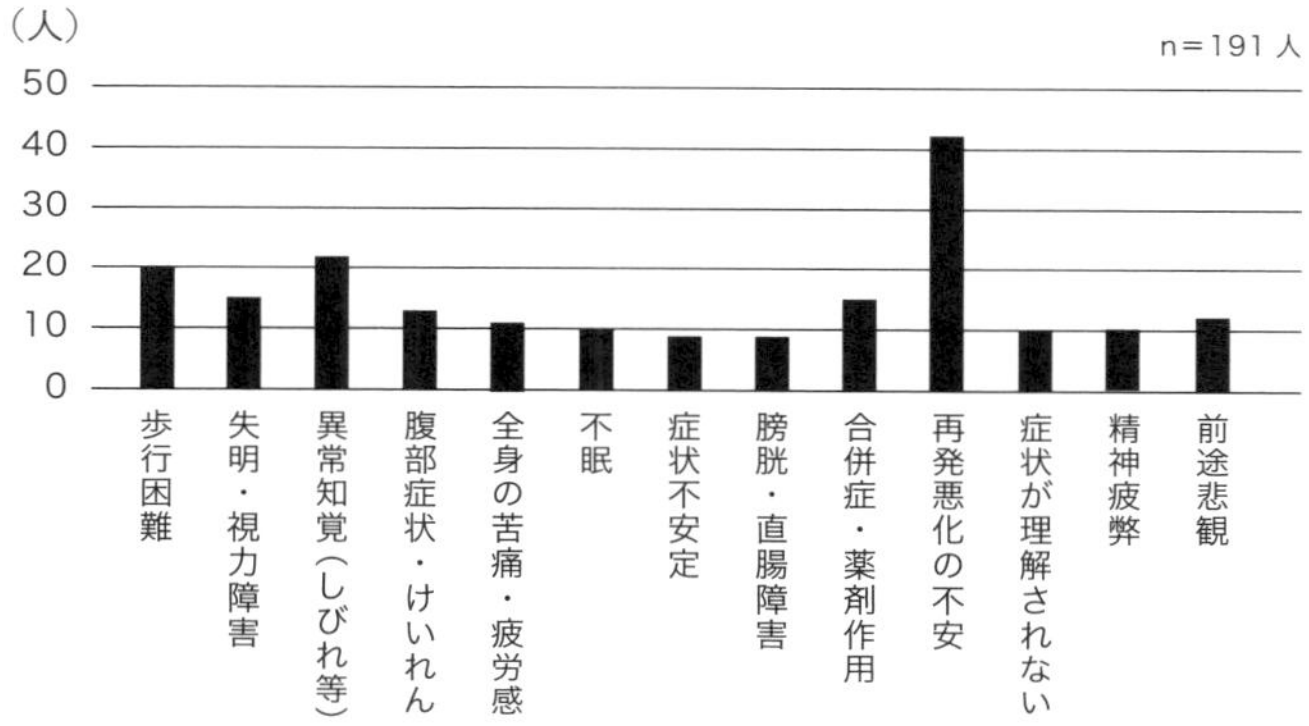

図２　患者から集めた疫学調査結果（身体症状と障害）

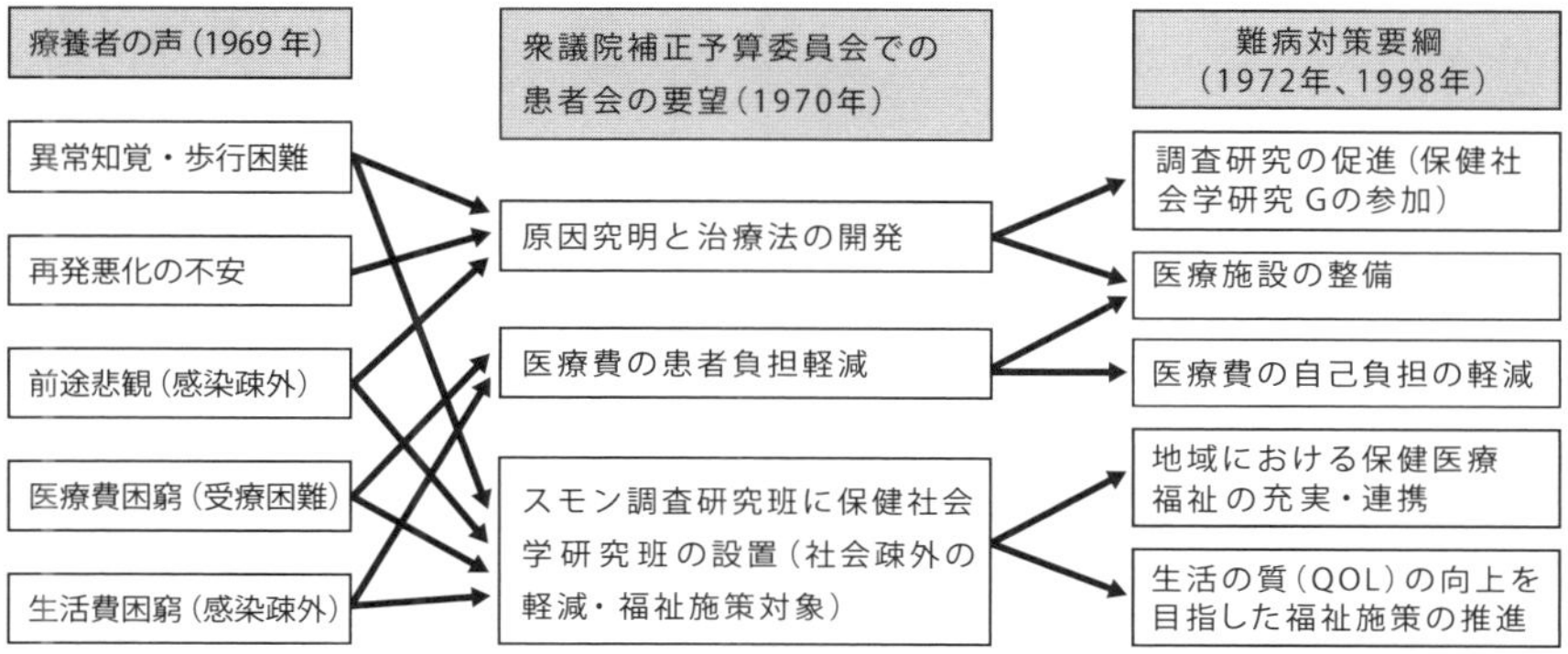

図３　療養者の声・国会での訴え・対策要綱

私は被害の根拠資料の作成を手伝いました。

この訴訟が提起された翌日、新聞記者からたくさんの電話があり「**難病対策要綱**ができることになった」と伝えられ、「訴訟というのはすごい力だな」と思いました。

難病対策要綱の中にあった**難病**の定義は「原因不明、治療方法未確立であり、かつ後遺症を残すおそれが少なくない疾病」と「経過が慢性にわたり、単に経済的な問題のみならず、介護等に著しく人手を要するために、家庭の負担が重く、また精神的にも負担が大きい疾病」となっています。当時、東京大学医学部長であった**白木博次**先生が、「僕に発言できるチャンスがある。どういう内容にしたら患者さんたちの役に立つかを書いてほしい」と言われ、メモをお渡ししました。難病対策要綱の難病の定義は、検査値や症状などの医学的な要素が少なく、患者の生活や家族の負担について含まれたこと、難病の治療・看護調査研究班の中に保健社会学研究班が設置されたことは特筆すべきことだと考えています。このようなことはこれが初めてではないかと思います。

大きな医学研究の中の一部ということではありましたが、こうして看護に対する研究費が出るようになりました。医師は個人で研究費を受け取り研究を蓄積できますが、看護の場合は難病病棟が設置された**国立療養所病院**（現・独立行政法人国立病院機構）の看護に対し配分されました。当時の看護部長たちは一年半ぐらいで交代されていたので、研究がほとんど蓄積されていきません。これでは看護の研究成果が残せない、いったいどういうことだろうかと考えていたときに、看護には研究者として認められる博士号を持つ看護師がいないではないかと言われ、「あ、そうか。博士号というものはこういうときに意味があるのか」と思い、

スモン訴訟：スモンの原因はキノホルムであることが疫学的に究明されたことを受け、一九七一年に全国スモンの会会長・相良氏らが第一次スモン訴訟として、国、製薬会社、医師、病院を相手に総額一億円の損害賠償請求を東京地裁に提訴。それを皮切りに、訴訟は全国二七地裁に広がった。全国九つの裁判所で原告勝訴の判決が出され、七九年に原告団と国・製薬会社との間で和解が成立した。

難病対策要綱：スモン病が契機となり、国会で難病に対する集中審議が行われ、一九七一（昭和四七）年、厚生省（当時）によって難病対策要綱が策定された。この要綱の中で、難病の定義、難病に対する対策として、①調査研究の推進、②医療

難病対策要綱の難病の定義に、（中略）患者の生活や家族の負担が含まれたこと、難病の治療・看護調査研究班の中に保健社会学研究班が設置されたことは特筆すべきことだと考えています。

その後、難病対策要綱が一〇年目の見直しを行ったときに「地域における保健医療福祉の充実・連携」「生活の質の向上をめざした福祉施策の推進」という二本の対策が入ったことで、私がめざした要綱の柱はできたと思っています。

先ほど述べたように、五〇歳を前にして博士号を取得しました。
その後、難病対策要綱が一〇年目の見直しを行ったときに「地域における保健医療福祉の充実・連携」「生活の質の向上をめざした福祉施策の推進」という二本の対策が入ったことで、私がめざした要綱の柱はできたと思っています。

在宅ケア・難病看護の確立への道

スモン患者の発生が終息した後、東京都立府中病院に神経内科が設立され、私はそこで在宅ケアに取り組むことになりました。東京大学医学部衛生看護学科の助手であった**木下安子**先生が隣設の東京都立神経科学総合研究所に異動され、大変丁寧に指導してくださり、『日本の選択―論文集』（毎日新聞社、一九七四年）で、毎日新聞から「日本賞」をいただきました。五人のALSを患う在宅療養者の生活を通して、訪問看護が必要だということを主張する内容で、四人による共著でした。

東京都立府中病院神経内科では、在宅診療活動が始まり、私はその専属訪問看護師になりました。訪問看護が制度化される前の一九七五（昭和五〇）年に人工呼吸器を装着したALS患者を受け持ちました。当時は在宅で重症な患者が療養することなどなかったので、私のところには無言の電話などがたくさんあり困りました。協力的な方々の中にも、地域で生活している患者や支援チームの姿をどうしてもイメージできない、という問題が持ち上がりました。「医師の働きは本当に機能しているのか?」「あの先生が訪問しているというけれ

施設の整備、③医療費の自己負担の解消の三点が挙げられた。当初の研究対象には、スモン、ベーチェット病、重症筋無力症、全身性エリテマトーデス等があり、この四疾患が医療費助成の対象となった。

難病：治療が難しく、慢性の経過を辿る疾病。現在、特定疾患（難治性疾患克服研究事業対象疾患）として、一二三種類が指定されている。二〇一四（平成二六）年には、「難病の患者に対する医療等に関する法律」（難病法）が成立し、一五（平成二七）年施行。これによって、安定的な医療費助成の体制が確立した。（難病情報センター：http://www.nanbyou.or.jp）

白木博次：しらき・ひろつぐ（一九一七〜二〇〇四）。

ど、本当なのか？」といった疑念の声ばかりが聞こえてきたので、これはもう実像を見せるしかないと思いました。

そこで厚生省（当時）の難病の治療・看護調査研究班で、二〇分くらいの一六ミリ映画をつくりました（ビデオなどなかった時代です）。活動に疑いを持った人たちを含め皆さんにその映像を観てもらったのです。時には厚生省の方たちから、「個人的に観たいから持ってきて」と言われて、夜に出かけていったこともあります。その中には、「自分の親もＡＬＳで亡くなった」と言って涙する方も何人かおられました。「そんな皆さんの経験の中にある問題を解決するために、今の立場をどうして使わないのですか？ 私はとても不思議に思う」と、お話をしたこともありましたが、実はそういう方々の心が、難病医療や在宅医療の政策を進めるときに、大きな原動力になっていたんだということが、だんだんとわかってきました。難病医療は人々の優しい心が育ててくれた賜物でした。

また、白木先生に相談したときには、総理大臣の諮問機関である社会保障制度審議会会長の**大河内一男**先生にお話しくださり、人工呼吸器装着のＡＬＳ患者さんを訪問していただきました。翌朝すぐに厚生省から電話があり、「川村さん、あなたは昨日、大河内先生をどこへ連れていったのですか」と言われました。そうしたこともあり、厚生省の方々もこのような患者の存在を意識されたのではないかと思っています。

また、スモン訴訟とワクチン禍訴訟の患者さんに対する補償は、死亡されたことへの対価として支払われるのが当時の民事訴訟の形だったのですが、それだけではなく、障害を持った患者さんと一緒に生活する家族も非常に大変なのだ、というアピールをしようと、白木先

神経病理学の国際的権威。一九六八年東京大学医学部学部長。スモン、水俣病、ワクチン禍の各訴訟で患者側証人として出廷した。著書に『冒される日本人の脳』（藤原書店、一九八九年）ほか。

国立療養所病院：現・独立行政法人国立病院機構。一九四九（昭和二四）年厚生省設置法によって設置された、長期入院患者向けの国立療養施設。当初は、八割以上が結核療養所であった。二〇〇四年独立行政法人化によって国立病院機構に改編された。

木下安子：きのした・やすこ（一九二七〜）。看護学者。東京大学医学部衛生看護学科助手、東京都神経科学総合研究所研究員を経て、二〇〇〇年より新潟青稜大学教授、学

「自分の親もALSで亡くなった」と言って涙する方も何人かおられました。「そんな皆さんの経験の中にある問題を解決するために、今の立場をどうして使わないのですか？　私はとても不思議に思う」と、お話をしたこともありました。

実はそういう方々の心が、難病医療や在宅医療の政策を進めるときに、大きな原動力になっていたんだということが、だんだんとわかってきました。難病医療は、人々の優しい心が育ててくれた賜物でした。

生からのお話を受け、当時始めていた生活時間調査を行いました。一〇〇例ぐらいの資料を集めたと思いますが、その一部を先生と連名で雑誌『公害研究』（岩波書店）へ論文として投稿しました。それを大阪の弁護士さんたちが訴訟に使ってくれ、勝訴しています。また、スモンの患者さんに生活保障の費用が出されるようになりました。

一九七九（昭和五四）年、難病患者に対する看護の資料を広く集め、共有し、蓄積するために、木下安子先生を中心として難病看護研究会を立ち上げました（後に**日本難病看護学会**へ名称変更）、設立からもうすぐ四〇年になります。この学会からは、一九九〇（平成二）年までの二〇年間に、著書四七冊、演題二五九一本が報告されています。看護職が見た実態を自身だけで抱え、周囲の看護師とただ愚痴るのではなく、きちんと客観的データとして蓄積し公開していくことによって、社会に有用な資源になると私は考えています。

〈おわり〉

《川村氏による追記》

▼当時の医療の実態と現在

そのころ、往診はあくまで緊急対応として恒常的な医療ではなかった。「医療は医療施設内において、外来・入院により有資格者が提供するもの。無資格者による恒常的な医療提供は、家族を除いては違法行為だ」と厳しく言われていた。また、「治癒困難な病気や、受診しない者は医療の対象ではない」ともされていた。生活支援の対象として、戦傷による障害者や伝染病の隔離者、生活保護の受給者を中心と

長を務めた。看護制度、保健師のあり方などについて提言。著書に『近代日本看護史』（メヂカルフレンド社、一九七四年）、『在宅看護への出発 権利としての看護』（勁草書房、一九七八年）などがある。

大河内一男：おおこうち・かずお（一九〇五～一九八四）。経済学者。社会政策を専門に「大河内理論」と呼ばれる社会政策理論の骨子を確立。生産政策としての社会政策論を提唱した。一九六二～六八、年東京大学総長。七三年、社会保障制度審議会会長。

日本難病看護学会：難病看護研究会（一九七九年発足）を前身とし、九五年に日本難病看護学会として組織改変した。「難病看護を中心とするケア、ケアシステム、福祉の研

する法律ができており、保健師による血圧測定や、看護師が訪問して診療の補助行為を行うことは違法だとして厳しく指摘を受ける時代であった。自宅で療養している人々は、外来に行かないかぎり医療・看護から隔離されていた。

今では、在宅でも医療が提供され、診療報酬制度の適用になっているのは周知のとおりである。さらには、地域住民全体で生活支援を行おうという考えから、地域包括ケアシステムとして国が先導しているといえるだろう。医療の一部は家族や介護福祉士などが提供できるようになり、チーム医療が徹底してきているといえる。また生活の支援も介護支援などの形で制度化されているが、やはり介護保険制度が創設された意義は非常に大きい。今後、政府は医療と介護・福祉を社会保障制度として一体化させるような施策を進めていくと思われるが、社会保障制度の恩恵を全員が受けられるようであってほしい。この意味で、将来的に「難病」というくくりはなくなってほしい。病名や治療の有無にかかわらず、誰もが安心して生活ができることが望ましいと思う。

▼一九四〇年ごろの訪問看護事情

その当時は、入院施設が少なく看護師が自宅に泊まり込んでみてくれることが普通であった。つまり、そもそも病院がなく**訪問看護が主流**だったわけである。日野原重明先生がおっしゃっていたことだが、当時進駐軍に接収されていた聖路加国際病院では、日本人の患者は手術をしてもらえなかったそうだ。しかし日野原先生の申し入れにより、術後すぐに自宅へ連れ帰ることを条件に認めてもらえるようになったのだった。

当時、東京大学の赤門の周りには宿屋がたくさんあったが、その多くは病院に通う人々が利用していた。アメリカでも病院とホテルが地下通路でつながっていたりする。後に渡米しマサチューセッツ州を視察したとき、ホテルに医師や看護師が往診していた。今の**サ高住**のようである。

究を推進し、これにより、国民の健康な生活の確保に貢献すること」を目的とし、会員数は七〇〇名（二〇一七年三月現在）。

訪問看護が主流：戦後の医療は、GHQ（連合国最高司令官総司令部）の指導によって整備され、一九四八（昭和二三）年医療法、医師法、保健婦助産婦看護婦法が制定された。戦前は開業医を基盤とする制度で、私立病院が全体の過半数を超えていた。戦後、医療供給体制を立ち上げるにあたって、政府は「医療機関整備計画」に基づき、病院の種類ごとに病床数の目標を定め、体系的に公的医療機関（病院および診療所）の整備を行った。昭和二〇年代は皆保険制度もなく、国民の多くは経済的困難から入院が難しく、自宅での死亡が圧倒的多

▼**社会福祉への関心とセツルメント**

大学に入ってすぐに亀有セツルメント活動に参加し、一〇〇人ほどいたメンバーのチーフも務めた。そうしたことができるおおらかな時代だった。セツルメントとは、貧困や差別、教育や環境の問題からさまざまな問題を抱える地域で、教育や法律の専門知識や社会福祉の援助技術を持つ者が常駐して支援を行う場のこと。亀有セツルメントは学生セツルメント団体で、私たちは東京都葛飾区の帰国者住宅がある地域で活動をしていた。

▼**スモンの問題と戦争体験**

井形昭弘先生は、広島県の江田島海軍兵学校で終戦を迎えられた。私の周囲にいた医師の多くが同様に戦地にいた人々である。こうした体験が、生命を大切にし皆が幸せに生活してほしいという強い思いを背景としたその思想や哲学といかにつながり、医師としての彼らをその後どのように動かしたのだろうか。

▼**自由記載に書かれていたこと**

自由記載は解答用紙の裏面までびっしりと書かれていた。内容は社会疎外に関する話題が多く、例えば「入院していたとき、生活上の親切をしてくれた人にお礼のお菓子を持っていったがすぐに捨てられていた」「買い物に行くと〝来ないでくれ〟と言われた」など。支援者である私自身でさえ、スモン関係者として息子たちが友だちと遊んでもらえなかったりした。

▼**スモンの会における当事者たち**

スモンの会が発足すると、その社会問題が大きく取り上げられセンセーショナルに扱われ始めた。しかし、スモン患者は社会疎外のため、当事者同士のつながりがなく、集会もデモも行えなかった。

数であった。感染症や脳卒中などの急性疾患でも自宅で療養し、往診を受けるスタイルが一般的であった。

サ高住（サービス付き高齢者向け住宅）：主に介護認定のない、もしくは軽度の要介護高齢者を受け入れる施設。日中は生活相談員が常駐して入居者の安否確認やさまざまな生活支援サービスを受けられる。介護が必要な場合は、訪問介護など外部の介護サービスと個別に契約が必要となる。

▼参考文献

・川村佐和子：麻疹ワクチン接種による臨床反応の解析的研究、日本衛生学雑誌 23(4) pp.54-59, 1968.

・川村佐和子：筋・神経系疾患に対する公衆衛生看護学的研究、昭和医学会雑誌 46(2) pp.203-213, 1986.

・白木博次・川村佐和子：神経難病への基本的対応—患者とその家族のタイム・スタディと関連して、公害研究 13(3) pp.43-61, 1984.

セッションを終えて

濱吉美穂

川村先生のセッションを担当するにあたり、事前に参加希望の若手研究者五名から、当日聞いてみたいことを確認した。それら質問の多くが、難病対策要綱の制定という社会を動かすまでに至った先生の活動の原動力が何であったのか？ についてだった。そして実際に川村先生のライフストーリーをうかがう中で、若手研究者一人ひとりの表情が変化し、自身の日々の看護実践や研究活動を振り返り、今後取り組むべきことは何かについて、しっかりと心に刻むことができていったように感じた。

セッションの最後に、私はファシリテーターとして、参加した若手研究者たちが今後の自身の看護・研究実践への抱負について「宣言」をする機会を設けた。短いセッションではあったが、川村先生のライフストーリーをうかがう中で、各人が明日への一歩を踏み出す何かを見いだしたように感じる。

私たちへの挑戦状

まさに時代を切り拓いてこられた先達のライフストーリーは、姿勢を正して読み返してしまうものばかりだ。常に看護が高度な専門職として世に認知され、必要とされる学問となるために貪欲に突き進む先達の姿勢は、「戦後の混乱期」「高度経済成長期」という現在とはまったく違う世界観の中の話で、時代が違うから……と言い訳を考えてしまいたくもなった。しかし、語られたライフストーリーは、単に「すごいことだ」と感心して終わるためのものではない。これから日本の看護を担っていく私たちへの、いわば挑戦状のようなものなのだとも受け止めた。

七人すべてのライフストーリーを何度か読み返した後で、あらためて自分の看護実践や教育研究の歴史を振り返ってみた。私は五年間大学病院で勤務した後、「在宅療養生活を送る患者さんが本当に必要な社会資源、退院支援とは何か？」との疑問からあらためて大学で社会福祉学を学んだ。その後、高齢者施設の看護職を経て地域で退院する患者さんの在宅生活をマネジメントする介護支援専門員の職に就き、退院する患者さんと家族の在宅療養支援に二四時間頭をめぐらせる六年間を送った。「患者の療養生活を支援する」という意味では同じ分野ではあるが、看護職とは違う専門職として過ごしたこの時間は、「人の生活を包括的に考え支援する」という力を高められたのはもちろんのこと、「多職種で連携する」ことや「多職種の中での専門職としての私」ということについて深く考え、視野を大きく拡げる時間でもあった。

このような変遷を経て現在、私は大学で高齢者看護領域の教育研究に携わっている。振り返ってみると、先達の足元にも及ばないが、自分なりの信念を持ち、さまざまな壁にぶつかりながらも「人の療養生活を支援する」ということの意味を常に考えて進化を続けてきたのではないだろうかと、この企画に携わったことを機に感じることができた。

異文化の中で「研究」について再考する

この文章を書いている今、私は英国に在住して一カ月余りが経過したところである。勤務している大学の教員研修制度を利用して、緩和ケア（Palliative care）研究のメッカともいえるCicely Saunders instituteにリサーチフェローとして所属し、共同研究へ参画。またスーパーバイザーに指導を受けながら自分自身の今後の教育・研究計画をブラッシュアップする日々を送っている。英国は、死の質（Quality of Death）が世界で最も高いという報告もあり、前からこの目で確かめてみたいという思いがあった。そのような中、ある国際学会に参加した際に非常に興味を引かれるプレゼンテーションがあった。その発表者が今の所属長の教授であったという縁で研修先を決めた。実際にこちらに来るまでには、勤務大学内の調整はもちろん、研修先となる研究所とのさまざまなやりとり、ビザ取得など数々のハードルが立ちはだかった。しかし、諦めることなく「この研究所で研修したい」という思いを持ち続けることでかけがえのない機会を得ることができた。

こちらに来てまず驚いたのが、研究者の集中力の高さとメリハリの利いたワーク・ライフ・バランスのとり方である。朝九時から集中して仕事をしているが、一七時になれば、研究所にはほとんど誰もいなくなる。日本で二一時ごろまで仕事をしているのが日常になっていた身としては、調子が狂う。また、週一度の研究所内の全体ミーティングや研究報告会では、一人の発表者に対してさまざまな観点からの意見や評価が投げかけられる。私自身の研究計画に関しても、思ってもみない観点からの質問や評価が投げかけられて冷や汗が止まらない。日本とは環境も文化も違った中で、「研究」についても今一度考えさせられている。

ハードルを乗り越えることから進化が始まる

こちらでは、研究者は週一～二日臨床に出ることも少なくない。また、地域で研究を進めるにあたり、地域で生活する高齢者数名を協力者として招聘して研究実施までに数回のミーティングを行っている。研究計画や質問紙、研究参加者をリクルートするポスターに至るまで、患者・家族の観点からさまざまな意見や評価を受けながら、地域での研究にフィットさせるといった過程を丁寧に経ている。

研究の目的を共有し、何を明らかにしたいのか理解を得ることで、協力者も自分自身の今後の生活に必要不可欠な研究であることを認識し、強力な研究協力者となっていることがうかがえる。私自身も研究実践で大切にしてきた点ではあるが、その姿勢や方法論に至るまで非常に刺激を受けている。言葉の壁はもちろん、文化の違いから戸惑いの多い日々を過ごしているが、自身の今後の教育研究活動への糧となることは疑いようもない。

こちらでは、本当に困っていると見ず知らずの人が「どうしたの?」と声をかけてそっと手を差し伸べてくれる。日本では「支援者」としての立場である私にとって、困ったときに「支援される側」になるということにも、あらためて多くのことを考えさせられる。自分自身をブラッシュアップさせるためには、やはり違った文化や環境に身を置くことは大切であると感じる日々である。

今後、進学や留学、研修を考えられている方は、不安もハードルも少なくはないと思う。しかしそれを乗り越えることから進化は始まっていると思う。ぜひ諦めることなく挑戦してもらいたいと思う。

小玉香津子

こだま・かづこ　一九三六年生まれ。千葉県出身。一九五九年東京大学医学部衛生看護学科卒業。同学科基礎看護学講座、神奈川県立衛生短期大学を経て、九一年日本赤十字看護大学教授。九九年名古屋市立大学看護学部教授・看護学部長、二〇〇四年聖母大学教授、〇七〜一一年同看護学部長。一九八二〜八三年日本看護協会機関誌「看護」の編集長を務めるほか、フローレンス・ナイチンゲールやヴァージニア・ヘンダーソンの著作研究とその翻訳に取り組む。訳書に『看護覚え書き―本当の看護とそうでない看護』『看護の基本となるもの』（ともに日本看護協会出版会）など多数。『ナイチンゲール著作集 全三巻』（現代社）の翻訳では、第一四回日本翻訳文化賞を受賞。

若手からの問い

「ナイチンゲールとは、どんな人物なのでしょうか？」

「ヘンダーソンが表現した「患者の皮膚の内側に入り込む」看護を、学生は臨地でどのように理解していけるでしょうか？」

「「看護観を持つ」ことにどのような意味があり、看護師たちは臨床の現場でそれをどう育めばよいのでしょうか？」

今朝ご参加の皆さまからあらかじめ寄せられたご質問の筆頭が、ナイチンゲールについて小玉がどう思い、考えているか、でしたから、そこを入口としましょう。

ナイチンゲール：徳目を生きた品格の人

二〇一一年に北海道北見市で開かれた第一一回**日本赤十字看護学会**学術集会で、私は「古いは新しい、新しいは古い、フロレンス・ナイチンゲールの品格」という話をしました。これまで五〇年以上もナイチンゲールと付き合って――むしろ彼女に、〝付きまとった〟と言ってもよいほど――長く付き合ってきたのですが、そうした年月を通して見えてきたナイチンゲール像について話をしたのです（日本赤十字看護学会誌、第一一巻二号に掲載）。

そのときの話のいわば小見出しをここに並べると、皆さまがたの関心のある彼女の人物像に近づくことができると思うのですが、どうでしょう？

小見出しの一つ目は、「彼女は美しい」、です。説明を要するでしょうが、今はあえてこうとだけ言っておきます。とりあえずはいろいろな彼女の写真を思い浮かべてください。写真ぎらいの彼女でしたがけっこうあるのです。

二つ目は、「彼女は感じる力が非常に強い」、です。各種の伝記を読むと彼女の並々ならぬ感受性の強さは、子どもの頃から発揮されていたことがわかります。今私は、長い時間をかけて彼女の、いわゆる〝**クリミア報告書**〟を読んでいますが、そこからもはっきりと、彼女の感じる力の強さが、頭を使うことの強さと相まって、彼女の仕事に実っていることが伝わっ

―編集部注―

日本赤十字看護学会：全国赤十字の看護学教育の中心的役割を担う、赤十字の看護の発展に向けた学術的な組織基盤として二〇〇〇年に設立。学会誌の発行、委員会活動、学術集会の開催などを行う。

クリミア報告書：Herbert, Sidney, et al. (1858) Report of the Commissioners appointed to inquire into the Regulations Affecting the Sanitary Condition of the Army, the Organization of Military Hospitals, and the Treatment of the Sick and Wounded; with Evidence and Appendix. George Edward Eyre and William Spottiswoode, printers to the Queen's most excellent Majesty. For Her Majesty's Stationary Office.

てきます。全篇これ、彼女のクリミアでの日々の仕事の記録なのです。（▼追記「クリミア報告書」参照）

三つ目の小見出しは、「克己の人、フロレンス」。つまり自身をゆるみなく統率できる人だった、ということです。彼女には、自分を何かに見せようなどという気配は微塵もありません。ひたすらありたい姿であるように〝努める〟という姿勢がその一生を通じてありありとわかるのです。そういう人はなかなかいません。自分を奮い立たせて事に取り組む、安易に流されずに事を成す、そうして己に勝つ、というのは大変なことです。ナイチンゲールは、そういう人でした。

そして四つ目の小見出しは、「高い知性、確かな力量」です。例えば「私たちは知ったこと、わかったことをどうやって実践に移せばよいのでしょう?」というナースたちからの問いに対して、彼女は「頭を使うのです」と答えています。彼女の力量は、非常に戦略的なリーダー、ストラテジック・リーダーのものであったことがわかります。（▼追記「ストラテジック・リーダー」参照）しかも——これは高い知性と関係するのですが——その言動には並々ならぬユーモアが込められており、一方で時には高飛車と言ってよいような言動をとることも彼女にはあったのです。

実は、私にはナイチンゲールがあまり好きではなかった時期があります。彼女がある種の策略を用いてものごとを自分の思うように運んだりするところが、自分の性には合わないと思ったのです。

しかし、いつしかそうした彼女をストラテジック・リーダーという概念で捉えるようになり、かつそこに辛らつでありながらも品のあるユーモアを楽しめるようになって、真に高い知性と、それに基づく並々ならぬ力量を持つ人であるとあらためて知りました。さきほどの「頭を使うのです」という彼女の答えは、かなりずしんと来るものでしたね。

五つ目の小見出しは、「誠の人」。つまり「誠実」です。フロレンスは自分の過ちを本当に率直に認める人でした。すでに地位と名声を得ていた彼女に対し、過ちは公表しないほうがよいと周りが助言しても、「これは私の間違いだ」と言うことに非常なこだわりを持つ、そういう人でした。

さて、あらためて彼女はどんな人だったか。「美しい」「感じる力がひときわ強い」「克己の人」「高い知性、確かな力量」そして「誠実」。これらを一言で表現するなら、フロレンス・ナイチンゲールは「徳目を生きた人」です。

今の時代、徳性について表立って語ることはあまり好まれませんが、本当の意味で徳目を生きることは、看護のような職業にとって非常に大事なことだと私は思います。彼女はその徳目を生きた品格の人なのです。これが、最初の「美しい」の要ではないでしょうか。

「感じる力」と看護実践

偉そうに聞こえるといやなのですが、私は一九五九年に大学を卒業し、六〇年代に入ると、置かれた環境でのいわば〝めぐりあわせ〟で、右手にナイチンゲール、左手にヘンダーソン（左右はどうでもよいのです）、の日々を送ることになります。そう、六一年の五月一日に私は『看

「美しい」「感じる力がひときわ強い」「克己の人」「高い知性、確かな力量」そして「誠実」。これらを一言で表現するなら、フロレンス・ナイチンゲールは「徳目を生きた人」です。

本当の意味で徳目を生きることとは、看護のような職業にとって非常に大事なことだと私は思います。彼女はその徳目を生きた品格の人なのです。

護の基本となるもの』を手にしました。その日は私の結婚式で、湯槇ます先生はメルボルンでのＩＣＮ大会で配られた（?）あの小さな本を高くかざして、羽田から式場にとびこんでいらしたのです。「看護の基本となるもの」、その六年後の「看護論」。米英の看護誌に次々と発表されるヘンダーソンの論考の数々、が私の中でナイチンゲールの〝仕事〟と〝生き方〟に呼応しました。よって、話はヘンダーソンに移るのです。

ヘンダーソンは、「感じる力（感受性）」について、「患者の皮膚の内側に入り込む」と表現しています。臨地でどのようにそれを理解していくか、私の乏しい経験は、パソコンの画面を見続けるのではなく、書物をひも解くのでもなく、患者との〝交わり〟を通して学ぶのだ、と教えてくれます。

ただ、そのとき、その場で、教師の助言が必要なのです。そのためには教師はその場にいなければなりません。ヘンダーソンは看護学生だったとき、臨地指導の先生に看護を〝して〟見せてもらいたかったのですが、だめでした。やがて看護教員になった彼女はそれを実行しました。当時アメリカは看護の大学教育が広がる時期で、教員は研究や執筆に力を入れ、臨床に出ることはほとんどありませんでした。ヘンダーソンはコロンビア大学で教えていたのですが、臨床にばかり出てないで、「学内の仕事をきちんとして、論文も書きなさい」と、学部長にしょっちゅう叱られていました。が、彼女は「学生と一緒に臨床にいることが教育の要だ」、と抵抗したのです。そのせいで教授になれなかった、と彼女が言っていたわけではありませんが、ヘンダーソンは准教授のままでした。もっとも、執筆（『看護の原理と実際』第五版）という仕事があったからでもあります。彼女はコロンビア大学を辞めました。

学生の感受性を育てるには、そのとき、その場での、教師の助言が非常に重要だと私は思います。その方と交わること、(ケアの重要な構成要素)を通して、その方が病気も含めての自分の健康について学んでいくのを助けるのです。看護の持つ〝教える〟という作用を学生はそのようにして学ぶのです。そしてそこにつながる、〝その方の不足のところを助ける〟、はヘンダーソンにおける看護の概念の要石です。そして、ここにつながるのがナイチンゲールの、患者の重荷を「半分肩代わりする」、です。彼女は『看護覚え書き』の「食事」の章で、ナースは病人の胃のはたらきの「半分を肩代わりする」と言っています。ここでは胃のはたらきになっていますが、要は病人の〝重荷〟の半分を引き受ける、ということです。もちろん半分というのは言葉のあやで……ナースは時には全面的にその方の心身の重荷を引き受けます。治療上の困難という重荷も引き受けます。ナースはその方と交わり、そのほうが自分の健康について学ぶのを助け、その方の不足のところは肩代わりする、これがケアすること、でしょう。ナイチンゲールにたずねてもヘンダーソンにたずねても。

学生の中には口下手な学生、シャイな学生、がいる。いわゆる頭の悪い学生もいるのですが、教師は自分の全存在を使って、つまり〝してみせる〟ことを含めて、ケアすることを重ねていくように学生を励ますのです。「励ます」の中には「見守る」ことも入るでしょう。これは本当に、考えるだけで涙が出てくるほど大変なことです。

その方と交わること、〈ケアの重要な構成要素〉を通して、その方が病気も含めての自分の健康について学んでいくのを助けるのです。看護の持つ〝教える〟という作用を学生はそのようにして学ぶのです。

そしてそこにつながる、〝その方の不足のところを助ける〟、はヘンダーソンにおける看護の概念の要石です。そして、そしてここにつながるのがナイチンゲールの、患者の重荷を「半分肩代わりする」、です。

「本当の看護」について、また「看護観なるもの」について

私は看護観などという言葉を軽々しく使うことは好きではありません。でも看護とは何か、自分は看護をどのように考えているか、それを抜きにして看護できるでしょうか。それはやはり一人ひとりが持っていなければいけない思考でしょう。時には、目先の仕事だけしていればいいわ、とそんなものは放り出したくなるかもしれません。そんなこと考えなくても仕事は進められますから。それでも、看護観は持っていなくてはなりません、と私は思います。それはまた、変わっていくもの、あらまほしくは育てていくものです。

看護をめぐって、時にとことん考える。看護をめぐって思いをめぐらす。思う、とは、心情的に自分を入れ込んでいる対象をつくづく感じるということです。そういうことがないナースは、本当の仕事、つまり本当の看護をしていないのではないでしょうか。

「本当の看護」という言葉は、『看護覚え書き』の結論の（2）に出てきます。私は一九六〇年代早々にヘンダーソンの『看護の基本となるもの』と並行してこの本を読んでいたわけですが、そして、読んだことの結果が訳したことになるのですが、（▼追記「〝読む〟と〝訳す〟」参照）もっとも新しい訳書は日本看護協会出版会の『看護覚え書き』、一八五九年末の初版本（市場に出まわったのは一八六〇年一月）です。なぜ初版本を訳出したかは訳者まえがきに述べました。この初版本も、一八六〇年の増補改訂版（現代社版）も、副題は「本当の看護とそうでない看護」、“What it is, and what it is not”です。六〇年代に初版本を訳出したとき以来、あまり深く考えずにこれを「看護であること、看護でないこと」と読んできましたが、あらためて

しっかり読んでいくと最後の最後に、「私は本当の看護とはどういうものか、そして本当の看護とはどういうものではないか、を書いた（おわかりか？ というニュアンス）」と。つまり“What it is, and what it is not”は「本当の看護とそうでない看護」だと遅ればせながら気づいたのです。

自分の看護観（という表現はしないとしても）を持っていない、持ち続けていないナースは、本当の看護はしていないと思います。では何をしているのか。私は、彼らがしている看護なるものを「仕事片付け型の看護」と呼んでいます。ナイチンゲールのいう「本当の看護」ではない看護を私はひそかに「仕事片付け型の看護」と名付けたのです。それは「本当の看護」ではない。

「自分は〝仕事片付け型の看護〟をしているのではないか」とふと思い、立ち止まってしまうようなことが起きたとき、それが臨地実習のときの学生であれば、教師がいつもそこにいればいいのだと思います。教師はきっと助けになる。また、あなたが患者さんに「いかがですか？」と声をかけるときに、自分自身で「ああ、これはリップサービスだ」と感じることができれば、あなたは仕事片付け型の看護からぬけ出ることができるでしょう。

看護観を育てることについて

自分の看護観をどう育てていくか、どのようにして看護について考え、かつ思うことを豊かにしていくか。道は二つあります。一つは、われわれは看護について発言している識者の書物から影響を受けます。すでに言葉になっている〝看護とは〟を読み、時には教師や仲間と語り合いもして、残念ながらその範囲で〝看護とは〟を手にしたと思いがちです。

書物とは、『だれそれの看護論』『看護理論』、といった類のものです。つまり言葉になっている〝看護とは〟です。看護を最初に言葉にしたのはナイチンゲール、『看護覚え書き』です。その後、――二〇世紀も半ばを過ぎてから、おもにアメリカの何人もの看護職者によって、〝看護とは〟、は続々と言葉にされてきました。かれらそれぞれの看護論、つまり〝看護とは〟、のベースにあるのは、「(看護の対象)人間、をどう見るか」でしょう。これにより看護学者たちの〝看護とは〟は、微妙に違ってきます。

例えば〝人間、この死ぬまで学習を続ける者〟といった見方を信念に持つ学者もいれば、〝人間、この相互に関係しなければ生きられない者〟、あるいは〝人間、この環境と相互作用して生きる者〟、などです。私がここに加えたいのは、〝人間、この未知なる者〟という人間の見方です。ヴァージニア・ヘンダーソンの看護観はこの系統だと思います。

この話がどこにつながるかというと、私たち一人ひとりは自分の看護観を育む上で、先達たちの人間の見方のどれに共感するかを自覚するべきだ、ということ。自分の目の前、看護の現場で起きていることと、人間をどう見るか、人間の見方(知識)とつき合わせがなされていれば、つまり「自分で考える」ことがなされていれば、臨床の場数を踏むほどにあなたの看護観は豊かになっていくと思います。しかし、その自覚がなされていなければ、いくら臨床の場数を踏んでもあなたの〝看護とは〟は育たない――。

〈看護とは〉の根底にある人間の見方は、本当はみんな同じなのです。どの看護理論にも共私たち一人ひとりは自分の看護観を育む上で、先達たちの人間の見方のどれに共感するかを自覚するべきだ、ということ。

自分の目の前、看護の現場で起きていることと、人間をどう見るか、人間の見方（知識）とつき合わせがなされていれば、つまり「自分で考える」ことがなされていれば、臨床の場数を踏むほどにあなたの看護観は豊かになっていくと思います。しかし、その自覚がなされていなければ、いくら臨床の場数を踏んでもあなたの〝看護とは〟は育たない――。

通の見方がある。ただ、学者によって人間の見方の核心に置いている信念、というか考え、に違いがあります。したがって自分はどの考えに共感するかを自覚していること、つまり自分の目の前の現象とその人間の見方とがつき合わされていること、要は自分で考えることがなされていること、が大切なのです。

看護観を育むもう一つの道は、看護学の独自性を医学のそれと対比しながら臨床の場で考え続けることだと思います。そうすることで看護がクリアに見えてくる。医学・つまり医師は患者の状況から自分を分離して見る傾向があり、そこに見られる事実を分析して白か黒かの判断を下します。それに対して看護・つまりナースは、その場の状況全体が相互に関連して作用しつつある部分から構成されていると見て、自分もその状況全体の一部として捉えます。状況から自分を分離せず、状況を白でも黒でもなくいわば灰色だと受け止めるのです。

また、医学・つまり医師は病気が何であるかを見定めて診断を下し、その診断はその病気が続く間、変わりません。一方、看護診断——という言葉をあえて使いますが——は、患者の体験を個別に記述したものです。これは**アメリカ看護師協会（ＡＮＡ）による看護の定義**では、患者の「反応」、になります。つまり看護診断は、患者の反応（体験）なのですから、状況の変化に応じて変わります。これが医学の診断との大きな違いです。

さらに言えば、医師は診断を下してその病気の解決策を実行します。この〝実行〟は、患者との間に距離を置いてその状況を操作すること、です。一歩退いた立場から状況をコントロールする、これが医の実践です。それに対し、ナースは一人ひとりの患者の持つ個人的なニーズを取り上げますから、患者と常に接点を持ち、より近づいて患者の存在の一部になろうと

ＡＮＡの看護の定義：アメリカ看護師協会（American Nurse Association: ANA）の定めた看護の定義。「看護とは現にある、あるいはこれから起こるであろう健康問題に対する人間の反応を診断し治療することである（Nursing is the diagnosis and treatment of human responses to actual or potential health problems）」。『いま改めて看護とは』（アメリカ看護婦協会・アメリカ公衆衛生協会公衆衛生看護部著、小玉香津子・高崎絹子訳、日本看護協会出版会、一九八四年）ならびに、『看護はいま、ＡＮＡの社会政策声明』（アメリカ看護婦協会編、小玉香津子訳、日本看護協会出版会、一九九八年）を参照。

するのです。簡単にそうなれないから「なろうとする」と言ったのですが、この「なろうとする」気持ちのあることが、医ではない看護の特徴です。ナイチンゲールも「病人の身になって考える」のだと言っています。もっとも、それのできるナースは少ない、と苦り顔を見せつつですが。

このように、臨床の場で医の実践と看護のそれを比べて考えることは、あなたの看護観が育っていくのに大いに資すると思います。そしてまた、学生の場合、ここでも教師の存在が必要です。

人間、この未知なる者、というヘンダーソンに見られる人間の見方を意識してあなたの看護観を育てていく道すじについては、またの機会があれば。ただ、〝ヘンダーソンってもう古いんですってね〟とはおっしゃらないでください、お若い方々！

教師の役割

それは、できるかぎり一人ひとりの学生と交わって、一人ひとりを知ることにつきると思います。私のささやかな経験では、学生の発言でよい、というか、すごい、と思ったところや、レポートで教師の胸にずしんと来たところ、感心したところ、を褒めることがとても大切ではないかと思います。

昔々のことですが、神奈川県立衛生短期大学（現・神奈川県立保健福祉大学）で教えていた頃、進学コースではありましたが非常に優秀な学生が何人もいました。その一人が書く実習レポートは、まるで**アガサ・クリスティ**の推理小説のような構成で、受け持ち患者さんを「〇〇氏、誰々と会う」「〇〇氏、何々をする」というような見出しで語り、小説以上に面白く読めたのです。受け持ち患者さんのことや自分が行った看護、教師や臨床のナースその他の人たちの助言なども含めた、実に生き生きしたレポートでした。私はそのレポートをたいへん褒めた覚えがあります。レポートの書き方云々という教師たちの声もあったと思いますが。もう一つ、「一人ひとりを知る」と言いましたが、それぞれの学生が日々生きる上でのエピソードを大切にし、その一つひとつと付き合うことが重要ではないかと思うのです。

例えば、猫が病気になって、朝、実習に来なかった学生がいました。エピソードに付き合う、とは、「猫が病気だから実習に来ないなんて、とんでもない」という見方をしないところから出発することです。私は猫を好きではありませんが、彼女の涙ながらの話をとことんききました。猫の病気を心配する彼女の言葉をおりおり受けとめながら、共にその日の実習をしたのでした。彼女も私も大いに勉強した、と思ったことです。

また、あるとき、学生の受け持った患者さんがオートバイの修理工場を営んでいて、そこに要らなくなったバイクがあったのでした。その学生はとても遠い距離を自転車で通学していたのです。患者さんとの会話にそのことが出たのでしょう。患者さんは、その要らないバイクを、まだ乗れるから通学に使いなさい、と学生にすすめ、彼女はそれをもらってしまったのです。結局、私が患者さんに手紙を書き、彼女は自分で直接お返しすることができたのですけれど。あの、確か二日間、どうやって患者さんの気持ちと、学生である彼女の気持ちになんとか付き合うことができたのか。あれは、彼女にとっても私にとっても実習そのものに

アガサ・クリスティ： Dame Agatha Mary Clarissa Christie（一八九〇〜一九七六）。イギリスの小説家。『オリエント急行殺人事件』『そして誰もいなくなった』など世界的ベストセラーを生み出し「ミステリーの女王」と呼ばれた。

勝るとも劣らない学びの経験でした。

そういえば、神奈川県立衛生短期大学では面白い実習を行っていました。八〇人の学生を一五～二〇人のグループに分けて、各グループを単位認定者とそうでない助手とがペアを組んで受け持つのです。すべての臨床科をそのグループが回ります。ですから、私などは本当にお手上げです。どの科の専門でもないのに、各科の実習期間中ずっと一緒に回っていくのですから。しかしこのやり方は、教師二人が学生一人ひとりとかなりの期間交わり、一人ひとりを知る、そして褒める場面を増やすことにつながりました。

教員の専門の問題はありましたが、そこは臨床のナースが助けてくれました。臨床のナースの協力を得る教育はなかなか難しい、と後にしみじみわかりましたけれど、私の頭には、臨床のナースはそこにいるだけで十分教師である、看護基礎教育の段階では学校の教師はそのことをしっかりと認識し、彼らをリスペクトすべきだ、と思うのです。私自身はそうしてきましたが、今の大学システムの中ではいろいろと難しいのかもしれません。しかし、です。

看護学の自覚

私は、学生に「ナースは偉いんだぞ」とは教えないでほしいと思います。それから、教員は五しか知らないことを十知っているような言動はしない、二しか持っていないのに五持っているふりはしない、これはとても大事なことです。加えて、若い先生がた、ポスト狩りをしてはいけません。教授になりたい、師長になりたいなどと思わないこと。なるべきであれば、なる日は来ます。教授になりたい、なりたいと思っている姿勢は学生に伝わるものです。次元の低い話ですが、これは若い教員の方々や院生の方々に言っておきたいことなのです。

アメリカの**イェール大学**看護学部（ヘンダーソンさんが仕事の集大成をしたところです。東海岸のニューヘイブンにあります）は、長いあいだ博士課程をつくりませんでした。西海岸の諸大学は早くから博士課程をたくさんつくり、ナースの博士を次々と出していたのですが、イェール大学は看護学の博士課程をなかなかつくらなかったのです。なぜならば看護学は博士号を出すようなところまでまだ育ってないということを、学部ぐるみで自覚していたからです。看護学が己を知ることは、一人ひとりの看護教員にも必要だと私は思います（**▼追記「看護学が己を知ること」参照**）。看護学の発展過程と、看護学における教授陣のありようを考えるとき、私はいつもイェール大学看護学部の長い歴史（アメリカ最初の大学看護学部の一つ）を思うのです。

〈おわり〉

イェール大学看護学部：Yale University School of Nursing。アメリカ・コネチカット州。イェール大学は一七〇一年に創設された東部の名門大学群、アイビー・リーグの一校。看護学部は一九二三年発足。三四年以降、何の分野であれ、学士号を持つ学生のみ入学させる。初代学部長はアニー・グッドリッチ。

《小玉氏による追記》

▼クリミア報告書

『陸軍の衛生状態に悪影響を及ぼしている諸規則、軍病院の組織機構、および病人と負傷者の待遇を取り調べるために任命された委員諸氏の報告』（一八五八年）に収められているナイチンゲールの報告（証言）部分。報告書はフォリオ版（本の最大の版、「二つ折り」という。本書は縦三二センチ、横二〇センチ）、六〇七頁。関連の書簡が二一二頁。クリミア戦争中の諸病院における予防可能な原因による死亡の発生率、および本国の陸軍病院におけるその種の死亡の発生率、を示す図表を含む。その中に、知る人ぞ知る、の彼女が考案し彼女が名づけた〝鶏頭図〟がある。ピンク、ブルー、バイオレットの三色使い。ナイチンゲール博物館（ロンドン）の絵葉書の一枚になっている。

終戦した一八五六年の夏、帰国した彼女は英国陸軍の健康管理制度の改革を、地獄を見てきた（彼女の言葉）自分へのいわば召命と受けとめ、自身の健康不安を顧みることなく、また、戦時の彼の地での経験から十分予想できた〝権威筋〟との闘いを覚悟の上で（実際すさまじい闘いがあった）、英国陸軍の健康に関する制度改革の引き金となるはずの〝クリミアの総括〟をする勅撰委員会、の設立に全力を尽くした。権威筋との苦闘の末、一八五七年五月、ようやく委員会は発足。委員の選考、委員各位への質問項目の設定などはすべてナイチンゲールが指示し、そのとおり受理された。各委員への質問項目は「彼女が必要とする情報を得るため」に用意されたものだった（！）と伝えられる。よってこの報告書はまるごと彼女の〝著作〟と言われるのである。

委員の誰もが、ひいては英国国民誰もが、ナイチンゲールその人の証言を最も聞きたがったのだが、委員会は、クリミアでの彼女の経験の〝語り〟が議場にあらためて巻き起こすであろう喧騒を恐れ、彼女に病院建築についてだけ話すよう求めた。もちろん彼女はこれを拒否。そのような制限つきならば証言そのものを行わない、と返したところ、彼女の証言なくしてはこの委員会が目的を達成できるわけはなく、委員会は彼女に懇願、結果、彼女は委員会の質問（もちろん、これも彼女が用意）に文書で回答することにした。報告書六〇七頁のうち三三頁が、その書面の質問に対するミス・ナイチンゲールの回答、すなわち証言、いうところの〝クリミア報告書〟である。

〝陸軍の衛生状態に悪影響を及ぼしている諸規則、軍病院の組織機構、および病人と負傷者の待遇〟についての、〝体験から出た〟彼女の証言は、〝理屈から出た〟他の委員の証言を圧倒した。

彼女が自問自答という戦略（方法）で、事実とその分析と見解とを詳細に語ったこの〝報告書〟を、現代の看護の立ち位置から展望、分析、検討したく思うが、さて。

▼ストラテジック・リーダー

strategy（戦略）なる言葉が流行った時代があった。八〇年代だったろうか。経営とか管理とかの〝業界〟か〝学界〟でのことだったと思う。私は、ナイチンゲールの仕事の〝方式〟のようなものの分析を考える過程でこの表現に出合い、膝を打った。伝記（フル・スケールの伝記の訳書が二つある――セシル・ウーダム・スミス著、武山満智子・小南吉彦訳、現代社、一九八一年、およびエドワード・クック著、中村妙子訳、時空出版、一九八一年）と、『ナイチンゲールと医師たち』（ザカリイ・コープ著、小池明子・田村真訳、日本看護協会出版会、一九七九年）、に彼女の方式を漁っていた日々のことだった。

彼女は、戦略、総合的ないわば〝戦い〟の方策、をもって事に臨み、指揮し、成果を上げたリーダーであった。当世ならパワーハラスメントと指摘されるような場面も多々あったようだ。私がいっとき彼女を苦々しく思ったのは、この、戦略家ナイチンゲール、というか、策略を駆使し、時に私的な手紙の中などでその〝成果〟を自慢する彼女に、どきどきさせられたからである。とはいえ、私の長いナイチンゲール〝詣で〟の道程のうちの、ほんのいっときのこと、人間愛に基づいた彼女の仕事人生とその成果に圧倒されてやまない今、とうに卒業した日々のことなのだ。

▼〝読む〟と〝訳す〟

ナイチンゲールとヘンダーソン（の著作）を〝翻訳〟した小玉、と言われてきたが、また、〝翻訳〟などという time consuming（時間のむだづかい）な仕事をよくもできますね、と正面きって侮られることも度々だったが……訳した、ということは、かなり（と、控えめに言おう）本当に（変な表現になったが）読んだ、ことを意味する。私は確かに〝訳し〟てきたが、それはすなわち、可能な限り徹底的に〝読んだ〟ということである。著者と対話しながら読んだ、研究的に読んだ、と言ってもよいだろう。もちろん、そのように読むのは共感する著作物だけである。

確かにtime consumingな〝作業〟だが、それは〝徹底的に読む〟という、人間まるごとが生きることの一部なのである。もちろん生産をする。訳書、である。

〝訳す〟につながる〝読む〟、あるいは〝読む〟結果としての〝訳す〟、は、その作業を私にさせる（た）著作（著者）の思想世界をもって、訳書を読むより強烈に私を刺激してくれる（た）、と思う。訳書がないので読む・訳す、場合がほとんどではあるのだが。

▼看護学が己を知ること

看護学に限らず、看護という職業、看護師、が自らの〝分を知る〟こと、これを大事に思う。本分、つまり果たすべき義務、己の守備範囲、を知らねばならないのは当然として、表現しにくいが、自らの分際・身のほど、を知ることに思考を及ぼすこと、これを大事に思う。身のほどを知って〝肩をすぼめろ〟と言うのではない。

西洋キリスト教世界の文明史に連続的に見てとることのできる看護の歴史は、看護する者に必須な特性、情熱・知性・倫理、を浮き彫りにしている。近世に至って生まれた職業としての看護、看護師、も決してすんなりとではないが、それが真っ当な見解であることを含み持っていた（いる）と思う。それにふさわしい職業人生哲学を持つには至っていないにしても、いずれは——なのである。しかし今はまだ、だと思う。この〝分〟をわきまえていたいのだ。

看護が、看護学が、特に看護師が〝分を知る〟ということは、総括的に言えば、看護はいまや確かに専門職であるが（ナイチンゲールのお墨付き、一九〇〇年）、看護師一人ひとりが専門職者であるかどうかは別問題である——これを肝に銘ずること、であろう。

セッションを終えて

丸尾智実

〝患者さん〟が主語の看護

小玉先生の語りを聞きながら、私はこれまで自分がおこなってきた看護や教育を重ねていた。

まず、「本当の看護」とは何か。小玉先生は、患者さんへのケアに自分自身が入り込んでいないと感じられたときに「仕事片付け型の看護」から抜け出すことができると教えてくれた。この言葉を聞いたとき、自分がかつて看護が好きなのに看護師に向いていないのではないかと悩んだことを思い出した。患者さんのニーズを第一に考えて看護を実践しているつもりが、いつの間にか患者さんの安全を守ることを優先するようになっていたあの頃。〝安全を守る〟というと聞こえはいいが、実際には〝インシデントを起こさない〟こと、つまり〝患者さん〟ではなく〝看護師〟が主語になって看護をしていることに気がついた。

当時の私は、そんな自分を看護師として失格だと感じていたのだが、もしかすると本当の看護をするために踏み止まろうとしていたのかもしれない。そう考えると、涙が出るくらい救われたような気持ちになった。

看護学という学問への誇り

そして次に、「看護の独自性」をどのように考えているか。小玉先生は、それを医学と対比しながら考え続けることも必要だと教えてくれた。JANS若手の会メンバーとして活動をしている中で、〝看護学〟という言葉に固執していては他分野と競争はできない、という厳しい指摘を受けたことがあった。看護とは何か、〝看護学〟を強調することは間違っているのか、メンバー間で幾度となく意見交換をしたものであった。しかし、私たちが看護を学問に選んできた以上、そのことに誇りを持つことはやはり大切ではないだろうか。他分野と協働しつつ、それらと対比しながら看護の独自性や視点を発揮すること、看護だからできることは何かを考え続けることも、看護が学問として発展していく上で重要ではないだろうか。

臨床のナースと協働する教育

さらにもう一つ、「臨床ナースの協力を得る教育」をどのように実現していくか。小玉先生は、その難しさをしみじみと理解したと語っていた。特に最近は、医療技術の高度化や在院日数の短縮、安全性への配慮などから学生がおこなえる看護実践の機会が減っている。そのため、少ない施設に複数の養成機関が集中して実習をおこなう傾向にあり、臨床ナースの負担が大きくなっていることが難しさをより助長していると考えられる。

そのためか、実習現場からは、学生がケアをする際には教員とおこなってほしいと要望されることがあると聞く。しかし、患者さんや施設の状況をよく理解したうえで実践を指導できるのは、間違いなく臨床で働くナースである。小玉先生が「臨床のナースはそこにいるだけで十分教師である」と言われているように、学生は現場のナースにしかできない看護実践から多くのことを学ぶことができる。

また、「学生のエピソードに付き合う」ために、時には教員が学生と一緒にケアをすることも必要な過程ではあるが、臨床ナースがおこなう看護実践にわかりやすい解釈を加えて、学生の理解を促していくことも重要な教員の役割だと考えている。つまりそれは、「臨床のナースと〝協働する〟教育」と言うべきものかもしれない。そのような教育の実現に向けて、大学教員として自身ができることは何かをこれからも常に考えていきたい。と同時に、臨床で働くナースをリスペクトしていることが、ナースや学生にも伝わるようにかかわっていきたい。

＊

小玉先生の語りには、私自身の看護や教育を改めて考えさせてくれただけでなく、〝研究〟へのヒントもたくさん散りばめられていた。また、さらには〝研究者としての姿勢〟を考えさせられるものでもあった。これから、研究者として、教育者としてどのように発展ができるのか。常に自分自身に問いかけながら歩んでいきたいと思う。

近藤潤子

こんどう・じゅんこ　一九三二年生まれ。天使厚生短期大学厚生科卒業後、ボストンカレッジ看護学部修士課程を修了。帰国後は天使病院で保健指導部部長として妊産婦、乳幼児の保健指導、地域ケアを先駆的に行った。一九七二年聖路加看護大学教授。日本初の私立大学大学院修士課程の設立に尽力する。海外においては、エジプトの看護教育発展のためにエジプト保健人口省看護教員養成、カイロ大学看護学部プロジェクト、エジプトと共同でアフリカ・ナースリーダー研修など、ＪＩＣＡ専門家として二九年間貢献。一九九九年より九年間ＩＣＭ（国際助産師連盟）アジア太平洋地域代表、二〇〇八年まで同理事も務める。著書に『看護教育カリキュラム―その作成過程』（医学書院）、『看護研究―原理と方法』（医学書院）など多数。

若手からの問い

「わが国における看護教育を大学化するため、力を注いでこられた背景にはどのようなことがあったのですか？」

「本来、大学で学士は何を学び、修士や博士はそれぞれ何を身につけるべきなのでしょうか？」

「海外で看護職として活躍していくために最も必要なことは何でしょうか？」

実習で鍛えられた短大時代

現在の**学校教育法**が公布されたのは一九四七（昭和二二）年、**保健婦助産婦看護婦法**は一九四八（昭和二三）年です。戦前の軍国主義から民主主義に大転換して、社会は混乱し、生活は荒廃し食糧も欠乏している。そんな時代に、私は看護教育では初めての学校教育法による短期大学、天使厚生短期大学に入学しました。

この短期大学は国際組織であるカトリックの修道会、マリアの宣教者フランシスコ修道会（Missionaries of Mary：FMM）が経営していました。戦中、海外に強制退去させられていた修道女たちが、「荒廃した日本を救済しよう」という使命感に燃え、米国やヨーロッパから帰日して、戦前にＦＭＭ修道会が設立した天使病院を再建しました。この修道会では、ローマで教皇ピオ一一世が看護修道者に、最高の知識と技術を持って人に奉仕をすること、そのための人材を養成することが重要であると説かれたことを受けて、戦後の日本で実行したのが「天使」でした。その一年後、東京に「聖母」が設立されました。再建された病院を実習施設として、私は、旧制度の専門学校としての設立から四年目、短期大学としては一回生として一九五〇年（昭和二五年）に入学しました。

臨床実習に関しては米国人看護部長の強力なリーダーシップのもと、臨床に必要な知識と技術は、しっかり教育されたと思います。今では考えられませんが、当時、物資が乏しく食料も欠乏していましたので、病院では、入院中の患者の食事を家族が病室で調理したり、自宅から寝具を持参してきたりしました。しかし私たちの実習病院は完全寝具・完全給食が実

―編集部注―

学校教育法：幼稚園から大学まで現行の学校教育の根幹を定める法律。第二次世界大戦後の教育改革で六・三・三・四制の新学校体系が採用され、その基本規定として教育基本法とともに一九四七（昭和二二）年に交付された。

保健婦助産婦看護婦法：現・保健師助産師看護師法。保健師、助産師、看護婦および准看護師に関する定義および免許・試験・業務・罰則などについて定めた法律。制定される以前は、助産婦規則、看護婦規則、保健婦規則と三者個別の規則による規定があり、それぞれの職業団体を持っていた。この法律によって看護関係者の統一が行われ、国際水準での看護職が誕生した。

施され、日本では新しい中央材料室システムが整備された先進的な現場でした。そのため、日本各地から病院関係者が見学に来られました。

私たちは一週四四時間のうち、学内の授業がない時間は必ず臨床領域の実習が組まれていたので、卒業する頃には主要な臨床看護が一通りできるようになっていました。通常の臨床実習に加えて臨床検査室、薬局、調理室の実習もありましたので、今とはずいぶん違う実習体験ができたと思います。看護そのものの実習ではないものもありましたが、そこにも興味深い別の学びがありました。

卒業した翌年、就職最初の一年間は、「将来幹部になる者」として特定の領域に偏らないよう、内科・外科・産科・小児科など病院の主要領域をそれぞれ二カ月ほど回り、主任業務を経験するように計画されていました。三年間しっかり臨床実習をさせていただいたので、**カーデックス**などによるケアの管理や学生指導はすでに経験していました。

三年目からで看護部長室付になり、翌年、看護部長から「将来の日本のために、アメリカでじっくりと勉強してきたらどうですか？ もし行くなら今すぐ行きなさい」と言われ、ＦＭＭ修道会の経営するボストン郊外の重症身体障害児センターの Exchange Nurse Program を紹介されました。一ドル＝三六〇円の時代だったので、片道の航空券が日本の給与では二年半くらい必要でした。他人からの借金は厳禁の我が家の家訓に従い、父が用意していた弟の学費を借りることにしました。航空運賃は高いので横浜から船で一一日間かけてサンフランシスコに着き、ボストンまでは航空機で移動しました。ニューヨークで乗り換えです。どの便に乗るかもよくわかっていなかったのですが、親切な方が乗り換え先のカウンターまで連

カーデックス：患者情報や治療の内容、実施された処置、看護計画などを用紙にまとめ、専用ファイルに収めたもの。看護師間の情報伝達に用いられる。もともとはこうしたファイルの商品名だった。

れていってくださいました。

戦時中は敵国語である英語の勉強はしていませんでしたが、天使に入学してから基礎医学や臨床医学の諸先生がラテン語の学名と英語の学名を教えてくださったおかげで、二カ月ほどで病院の業務はできるようになりました。今考えると、本当にとんでもない無謀な行動だったかもしれません。終戦後あまり日が経っていませんでしたが、敵国人だったという差別をされることもなく、アメリカは温かく迎え入れてくれました。

アメリカでの訪問看護活動

私は、とにかく新しいことが知りたかった。「もっと私の知らないものがあるのなら、それを知りたい、それを使えるようになりたい」という思いでした。最初は身体障害児リハビリテーションセンターで交換看護師として約一〇カ月間、ケアに関する講義・演習・実習がありました。修了すればいったんは帰国することになるのですが、もっと勉強したいと考えていた私は、帰国せず修道女の方たちに勧められてボストン・カレッジの学士課程に編入学することになりました。

当時アメリカでは、一九四八年に発表された「**ブラウンレポート**」の提言に従い学士課程(Degree Program)が増設されていましたが、それまでの看護婦養成の大部分は三年制の病院付属看護婦養成所(Diploma Program)で行われていました。当時の四年制大学の学部には、必ず「看護師に学士の学位を付与するための課程(Graduate Nurse Course leading toward

ブラウンレポート:NNC(全国看護委員会)に、看護師の養成にどのような訓練や一般教養、専門教育が必要かの調査を依頼されたエスター・L・ブラウン博士が一九四八年にまとめた報告書。調査には二〇〇〇人以上の人が関与し、彼らとの話し合いから採択された意見や方法などを提示。専門職業看護師の育成には高度の教育機関が必要であることや、包括的看護が必要であることなどが提言されている。『ブラウンレポート=これからの看護』(エスター・L・ブラウン著、小林冨美栄訳、日本看護協会出版会、一九九四年)に詳しい。

Baccalaureate Degree)」という長い名称のコースが、四年課程とは独立したものとして設置され、通常一年半～二年間で単位が取得できました。短期大学卒業である私はそちらで学びました。

このコースの卒業看護師（Graduate Nurse）は、登録看護師（Registered Nurse）すなわち、看護師免許を持った看護師です。彼女たちが卒業した養成所課程では学士課程より病院の臨床実習期間が長いので、ここでは病院実習に代えて二カ月の訪問看護活動（Home Care）を実習します。私はBoston Visiting Nurse Associationのドーチェスター地区で二カ月間実習をしました。受け持ち地域の医療機関から、外傷縫合を受けた地区住民の抜糸を行う指示を電話で受け、必要なケアをします。その訪問時に向こう三軒両隣の家庭を訪問して「お元気ですか？」と声をかけ家族の健康情報を得て、所帯カードの情報を更新していきます。訪問活動実習は非常に勉強になりました。

年齢・性別の異なる全家族構成員の健康・生活について学習していなければ、訪問看護の目的は達成はできません。病院ならば受診した患者さんに焦点を当てますが、地域活動では、家族に視点が向きます。病気の方や妊産婦さんのご家庭を訪問しても、必ず配偶者や年長の子どもなど、家族単位で見ることになります。ここでの訪問看護活動の経験は、その後の看護の諸領域を考える際にも非常に役に立っています。訪問先で遭遇した看護問題にその場でどう対応するかを考える上でも、貴重な学習をしました。

例えば障害を持つお子どもがいる家庭では、「障害を持つこと」自体について家族はどう理解しているのか。また近隣の人々はどうか。実際に回ってみると、隣に住む人が「小児麻痺は伝染するのではないか」と思っているなど、さまざまなことがわかります。心臓病を持つ高齢女性の自己管理、頚椎損傷による四肢麻痺の女性を配偶者と子どもたちの家族でケアしているケースなど多くの学びがありました。このように病院に限定しない広い視野に立つ実習を、私の大学でも実施できないかと考えています。

学士課程では、盲学校へ見学実習に出向くことで「障害」について勉強をしました。「サポートする者はこちら側に立ち、このように肘に手を当ててもらい先導するのですよ」と、目の不自由な方の誘導方法などを具体的に学びました。視覚に障害がある人は自分の身体をうまく動かせない。だから体育の時間がとても大切だということなど、盲学校での実習は障害についての理解を広げることに役立ちました。

「看護」を育てる

「**プロフェッショナル・アジャストメント**（**職業調整**）」という授業がありました。そこで「あなたたちは患者さんのため、あるいは妊産婦さんのために日々の看護を一生懸命するでしょう。それも大切ですが、重要なことは毎日の実践だけではありません。看護の実践が改善向上するように、看護を育てることも考えなければならないのです」と言われました。しかし、最初はその意味がよくわかりませんでした。

一九六二年、帰国して、看護の専門家・教育者の方たちといろいろ議論する中で「日本でも看護基礎教育は学士課程とし、大学をつくらなければならない。大学の数を増やさなければ

プロフェッショナル・アジャストメント（職業調整）：アメリカの看護大学の科目。社会の中の職業としての看護の位置づけを客観的に知る授業。専門職とは何か、プロフェッションとは何か、看護師の働く条件、処遇の問題などについて学ぶ。

「重要なことは毎日の実践だけではありません。看護の実践が改善向上するように、看護を育てることも考えなければならないのです」と言われました。

後に帰国したとき「日本でも大学をつくらなければならない。（中略）大学院が必要だ。修士課程や博士課程をつくらなければ。そのためには研究を発表したり、討議し合ったりするための学会がなければ」というような動きが起こり、ようやく「看護を育てる」とはそういうことなのだと実感しました。

ばならない。高度看護分野の発展のために、大学院が必要だ。修士課程や博士課程をつくらなければ。そのためには研究を発表したり、討議し合ったりするための学会がなければ」という動きとなっていきました。ようやく「看護を育てる」とはそういうことなのだと実感しました。

一九七九年に日本看護系大学協議会が組織され、同年から八〇年にかけて看護学修士課程開設、八〇年に日本看護科学学会創設、八八年には看護系大学院に博士課程が開設されました。日本看護科学学会の発足の頃から、看護学の学術組織として日本学術会議への参画を試み、数年後に日本学術会議登録学協会として認められました。看護学は、着実に育っていきました。

最近の日本では、一八歳人口の減少が進んでいるにもかかわらず、志願者が得られる分野として看護学士課程の増設が続いています。学士課程の教育・研究を担う人材を育成する大学院や学士課程の増設は進んでいません。（▼追記「日本でも大学をつくらなければ」参照）

アメリカでは、まず学士課程が開設され、その卒業生に見合う修士課程を開設し、その修了者に合わせて博士課程を開設していきました。そして博士課程の修了者の増加を待って学士課程の開設が進められました。日本の戦後まもなくにおいて、大学は学究的存在であり学士と博士課程しかありませんでした。アメリカの修士課程はそのほとんどが、今日本で行われている助産専門職大学院や**上級実践看護師**（APN）のような専門分野を修士課程に設置するようになっていきました。私は学士課程から引き続き修士課程に進みましたがAPNになる前でしたので臨床領域を選択修士論文が求められていました。

上級実践看護師：Advanced Practice Nurse（APN）。わが国では「個人、家族、および集団に対して、ケアとキュアの融合による高度な看護学の知識／技術を駆使して、対象の治療・療養過程の全般を管理・実践することができる看護師」と定義されている。具体的にはクリニカルナーススペシャリスト（CNS）、ナース・プラクティショナー、（診療看護師）、認定助産師、ナース・アネステティスト（認定麻酔看護師）を指す。アメリカをはじめとして先進国では、修士号を持つAPNの制度が整備されている。

学士課程で学ぶべきこと

修士課程を終えて帰国すると、日本は「看護学に研究を！」という気風が高まり、大変に熱い時期でした。**湯槇ます**先生や**小林冨美栄**先生などを中心に、日本看護協会の機関誌「看護」などでは、「看護には絶対に研究が必要だ」という主張が盛んに論じられていました。看護学校など大学以外でも一生懸命に研究法を教えていました。（▼追記「看護学に研究を！」参照）

しかし私は「この状況は、どこかで整理をしていく必要がある。研究法を覚える前に、もっとクリティカルにものごとを考える基本をつくっておかなければいけないのではないか……」と、いろいろ悩みながら、その指針となるテキストの必要性を感じていました。そこで、ボストンカレッジで使用していた『Nursing Research — Principles and Methods』を訳して、『看護研究―原理と方法』（医学書院、一九九四年）を出版しました。

では、一番最初の学士課程でいったい何を学べばいいのでしょうか。看護学を考えていくためには、まず「考える」ための基本的な教育が必要です。現場ではエビデンスを利用することが求められているわけですから、少なくともどのようにその情報にアクセスするか、得られた情報をどう整理しながら利用できるようにするのか、その基本的な勉強はしなければなりません。それから、クリティカル・シンキングのように、系統立ててものを考える基本的な力をつくる必要がある。学士課程は看護学の基本を学ぶところなので、覚えなければならないことがたくさんあります。それらに加えて研究法などを大量に導入することは難しいのではないでしょうか。

湯槇ます：ゆまき・ます（一九〇四～一九九一）。一九二三年聖路加国際病院附属看護学校卒業。同病院総婦長。アメリカ、カナダ留学を経て、六五年東京大学医学部衛生看護学科教授。看護師として初めて国立大学の教授となった。日本看護協会長。訳書に『看護の基本となるもの』（ヴァージニア・ヘンダーソン著、日本看護協会出版会、一九六四年）、『看護覚え書き』（フローレンス・ナイチンゲール著、日本看護協会出版会、一九七六年）などがある。

小林冨美栄：こばやし・ふみえ（一九二一～二〇〇七）。看護学者。聖路加女子専門学校卒業。厚生省などを経て、千葉大学教授。一九七一年日本看護協会会長。著書に『現代看護の探求者たち』

修士論文では学者としての大論文を書く必要はありません。ただ、系統立てて問題を明らかにし、どのような方法を採ってアプローチするかをはっきりさせて書かれた論文であればよい。

看護には科学的なアプローチが必要です。そのためには、学士課程で研究に関するどのような基本能力を養っておくべきか、修士課程では何を学ぶべきなのか、博士課程で自立した研究者になるときに求められるものは何かについて、段階を追って整理することが必要だと思います。

修士課程では「研究の消費者」になる

私が学んだころ、アメリカでは、「研究の消費者」になって発表された論文を読み、理解して、利用できる基本的な力を身につけるのが修士課程であるといわれていました。最近は、「エビデンスに基づく助産」あるいは「助産研究」と表現されています。博士課程で初めて自立した研究者となり研究を遂行することを目指します。ボストン・カレッジには、教育学・社会学・看護学が共通で使用する『Research Methods』という分厚いテキストがありました。当時はまだ質的研究は少なく、量的研究が多かったのですが、「研究法全般のイントロダクション」が修士課程の学習目標でした。それを自ら実践し、基本を学ぶために修士論文を書けばよいというスタンスでした。

ですから、修士論文では学者としての大論文を書く必要はありません。ただ、系統立てて問題を明らかにし、どのような方法を採ってアプローチするかをはっきりさせて書かれた論文であればよいという見方でした。私が修士課程で学んでいた頃は、「博士課程が大量にできるようになったときには、修士論文を書く必要がなくなるだろう」と言われながら修士論文を書いていました。

今の日本の看護の現状では博士課程までの体系ができていますが、学士課程が増えているのに大学院が少ない点が危惧されるところです。通常、学士課程はその学問分野の基礎を学ぶところ。修士課程はアメリカ型で言えば、特殊専門分化した分野です。つまり看護全般の基本を四年間学んだ上で、特殊専門分化するのが修士課程です。学者になる場合、アメリカ

（日本看護協会出版会、一九八九年）、訳書に『人間関係の看護論』（ヒルデガード・E・ペプロウ著、医学書院、一九七三年）などがある。

『Nursing Research — Principles and Methods』：一九七八年に初版がアメリカで刊行されて以来、看護研究書のスタンダード・テキストとして世界中の読者に支持されてきた。原著の最新版は、二〇〇七年に出版された第八版。日本では『看護研究—原理と方法』（D・Fポリット他著、近藤潤子監訳、医学書院、一九九四年）として刊行。二〇一〇年に原著第七版の翻訳『看護研究—原理と方法 第2版』が出版されている。

にはＰｈＤとＤＮＰの二つのコースがあり、博士も臨床博士と学術博士の二本立てになっています。ＰｈＤコースでは研究法をマスターして、自立して研究ができるよう教育することが主眼となり、それが博士課程のレベルです。

看護には科学的なアプローチが必要です。そのためには、学士課程で研究に関するどのような基本能力を養っておくべきか、修士課程では何を学ぶべきなのか、博士課程で自立した研究者になるときに求められるものは何かについて、段階を追って整理することが必要だと思います。（▼追記「大学教育の問題と機能の焦点化」参照）

ＰｈＤ：Doctor of Philosophy。学術博士。大学院博士課程で学術研究を修めた者に与えられる学位。

ＤＮＰ：Doctor of Nursing Practice。看護学博士（専門職）。高度実践看護師などのための看護実践を重視した博士課程の教育を修めた者に与えられる学位。

国際的活動を通して

国際的な活動では、ＪＩＣＡの専門家としてエジプトの看護教育発展のための教育施設・教育プログラムの拡充に携わる仕事に二九年にわたって取り組んできました。人間は自分の経験した範囲のことしか理解できないものなので、国際的な問題を考える場合には未知の価値観に出合うことになります。

驚くことがいろいろとありました。例えば、打ち合わせた日に相手の代表の方がいらっしゃらず、「メッカへ巡礼に行きました」と言われたこともありました。その人にとってそれは一生の中で大変に重要なことですから、これから協議をする予定の国際的な調査団が来ている最中でも、周りは理解してあげるのです。

国内外で異文化の方と接触する努力をすることが、国際的な視点を養うことにつながるので私たちは、今与えられたチャンスの中で最大限のアセスメントをします。出向いた先で起こっている現象が何か、先入観を持たずに捉える力が必要だと思います。

「原則が何か」をわかっていることと、その問題を的確につかんだとき、そこへ原則をどう適用するかという「応用の能力」が重要なのです。

はないかと思います。多くの関係者の話を聞き、現場へ出かけていって直接問題に触れることが大切なのですが、その前提としてより重要なのは、基本をしっかり学んでいることです。

日本での経験やパターンをそのまま他国で使うことはできません。現場に行って状況を掌握できたなら、自分たちの知識をその場でどうアレンジして使うかを考える必要があります。そのためには基本的な原則論をしっかりと理解していなければならないのです。それができていなければ、未知の問題に対してどう取り組めばいいのかを考えることはできません。

特に助産などにおいて、例えば**スキルド・バース・アテンダント**（ＳＢＡ）や、安全に出産介助ができる知識と経験がある人がいる場合といない場合とでは、母体死亡や新生児死亡の発生率が違ってきます。その国の課題を分析し、優先すべきことについて重要な基本的技術を限られた期間内にトレーニングし、人材を育てなければならないのです。

エジプトなどの場合は大学院まであるため、足りないところはエジプトの人材で実施できますが、他のアフリカの国などＳＢＡがいない地域の人材を直接訓練する場合は、識字率が低いため、手洗いの手順も絵に描いて指導します。

私たちは、今与えられたチャンスの中で最大限のアセスメントをします。出向いた先で起こっている現象が何か、先入観を持たずに捉える力が必要だと思います。「原則が何か」をわかっていることと、その問題を的確につかんだとき、そこへ原則をどう適用するかという「応用の能力」が重要なのです。

そしてもう一つ大切なのが、「相手に対する尊敬の念」です。これは信頼関係をつくるときに絶対に必要です。どの国でもよいところがたくさんありますので、敬意を持って接するこ

スキルド・バース・アテンダント（ＳＢＡ）：Skilled Birth Attendant。専門技能を持つ分娩介助者。医師、助産師、看護師などのように正常な妊娠出産、産褥期の管理に必要な技術を習得した者をさす。世界保健機構（ＷＨＯ）は、ＳＢＡの立会いの下での出産を奨励しているが、開発途上国の中にはＳＢＡ立ち会いによる出産が少なく、産前産後のケアが十分ではない国もある。

と。哀れみの心や「あなたたちは貧しいでしょう。あなたの国は技術がないでしょう」というような見方ではなく、その国で努力している人々に敬意を払うことがとても重要です。

国際助産師連盟（ＩＣＭ）でも仕事をさせていただきましたが、発展した国の方たちや途上国として悩みを抱える方たちと幅広く出会うことができ、大変勉強になりました。ＩＣＭは世界に向かって国際基準を表明していますので、それらをつくることに協働し、できあがったものをどう普及させるのかも考えて活動する、国際活動とはそのようなことだと思います。世界中に友だちができていくことは、素晴らしい経験であり、私もそういうチャンスをいただき、すごく人生が豊かになった気がします。同じ経験をする日本人がもっと増えて、よりよい国際活動ができることを期待しています。

〈おわり〉

国際助産師連盟（ＩＣＭ）：International Confederation of Midwives。一九二八年に国際助産師連合として発足した助産師の国際組織。五四年に国際助産師連盟となる。新出産を迎える女性が、新生児とともに助産師のケアを受けられる世界をめざす。一一三の国・地域、一三二団体が加盟（二〇一六年五月現在）、日本からは日本看護協会助産師職能、日本助産師会、日本助産学会が加盟している。

《近藤氏による追記》

▼日本でも大学をつくらなければ

アメリカでプロフェッショナル・アジャストメントの授業などを通じ、看護の社会的位置づけの重要性を学んだのだが、一九六二年に帰国した際には、日本が置かれている状況とのギャップに戸惑うことが多かった。例えば若い大学院生が「大学や大学院は学問を論ずるところであり、看護師免許や資格について考える場ではない」などと語るのを聞き、私は違和感を持った。

他方、聖路加看護大学（当時）の修士課程開設に携わったときには、相談で訪ねた文部省（当時）の若い事務官から「看護に単独で大学院を維持できる内容があるのか。教育学などと抱き合わせでなければできないのではないか」と問われた。一九七三年のその当時、すでに世界各国に看護学の大学院が存在していたのだが、説明をしても信じてもらえなかった。

一九七六年にエジプトのカイロ大学からＪＩＣＡに看護大学博士課程の教授派遣の要請があったとき、海外での国際協力の可能性を探る調査団が組織され、国外で学位を取得した数少ない者の一人として派遣されることになった。そこで私は文部省看護教育専門官に同行をお願いして、エジプトにも看護学の大学院修士・博士の課程が存在し、機能していることを目の当たりにしてもらうことができた。報告を受けた文部省はその後、国立大学である千葉大学大学院看護学研究科修士課程の開設を認可したのだった。三年前から修士課程開設を文部省に打診していた聖路加看護大学はその翌年、私立として初めての看護修士課程を開設した。

▼**看護学に研究を！**

一九五九年にアメリカで「ウッズ・ホール会議」が行われた少し後のころに、日本でも看護理論が注目されるようになった。ウッズ・ホール会議とは、全米科学アカデミーの呼びかけで集まった三四人の学者や教育者が、自然科学教育の改善を主題に討議を行った会合である。この会議を機に、従来の教育課程において中心的な考え方であった経験主義に代えて、科学的系統性を重視した知的生産性の高い教育論が重視されるようになったのだ。

私たちはこうした新しい時代の流れを看護にも取り入れようと、アメリカの看護理論の翻訳に一生懸命取り組んだ。看護過程がどういうもので、どういう枠組みで行うものかなど、まだ何も日本語で読める資料がなかった時代である。英訳の得意な人もいれば不得手な人もいるが、みんなでディスカッションを重ねることで全体的な底上げをしていくことができたのだと思う。

しかし、今ではあらゆる理論が翻訳されて日本語で読めてしまうため、翻訳を通して得られる「時間をかけて内容を吟味する」ことがしっかりと経験できているだろうか。

▼大学教育の問題と機能の焦点化

大学教育があるべき姿になるためには、まず実習に割く指導教員のマンパワーの問題に着目する必要がある。もともと看護学校の実習指導は臨床現場に任せられていたのだが、一九六〇年代後半から徐々に法律改正が行われる中で、すべて学校の責任となった。これに伴う教員の定員数は増やされていないので、教員への負担が極端に増えることになり、そのことが今に至るまで尾を引いている。一方で実習の現場そのものも不足しているという実態も重なり、現場での臨床教育レベルの低下が懸念されている。そして誰もが「臨床が大事」と言いながら、APNのように高度実践教育の場合にも修士論文に多くの時間を費やすなど臨床教育に混乱を生じている。今必要なのは、教育における問題や学ぶべきことの焦点をあらためて定めることではないのだろうか。

以下は、セッション後に参加者から受けた質問と、その回答である。

▼「質問①：臨床現場において、看護師が研究手法を十分習得していない中で研究を課されている現状をどうお考えですか？」

職業教育修了者と研究者養成修了者とで、研究をどのように役割分担するかを考えなければなりません。臨床現場は研究課題の源泉であり、そこでは自分が体験した事象や問題を文章にして公表する。自分でその問題の解決を考えるときにも、現象を理論化しようとしているときにも、今直面している事柄を明確に書き表すことが重要です。そうすることによって、研究課題を探している研究者にテーマを提供したり、共同で研究に参加することもできると思います。どの程度の深さでその問題や課題に取り組めるかについては、どの深さまでの能力を獲得しているかによって選択されるでしょう。

量的な研究には統計が必要ですが、Dr. W. Holzemer（元聖路加国際大学教授）は研究に必要な統計の学習について「学士課程では初等統計すなわち平均や分散、偏差を学習し、修士課程では因子分析や検定というように課程の進行に沿ったレベルを設け、博士課程では、博士として必要となる高度な統計を習得していきます」と言われました。日本でも看護分野の学士課程が増設され、大学院修士課程も増加の傾向を示し、博士課程の開設も進んでいますが、アメリカでは、自立して研究を計画し推進する能力の獲得は博士課程の目標とされています。

学士課程では基礎看護教育を修めますが、クリティカルシンキングやエビデンスを利用するための情報へのアクセス、クリティークなどを系統立てて学びます。修士課程ではAPNやCNSのように専門分化して、ケアの実践や学生指導を展開する能力を獲得します。臨床博士も増設が進んでいるようです。本格的研究者の育成と活動に期待したいところではあります。

看護学分野の学術博士が増加すれば個別の研究だけでなく、多くの看護師の協力による大型の共同研究も可能になるかもしれません。また臨床の方は多くの問題を持っているのに、研究方法を十分に習得していない、時間とお金がないなどの悩みを持っていらっしゃるので、今後、両者の協働によって合理的に研究を進めることが看護学の発展には必要だと思います。

▼「質問②：大学の活動として、小児看護に関連した活動を地域で展開し、〝子どもをみんなで育てていく〟という意識をつくっていきたいと考えています。このことについてご示唆をいただけますか？」

地域の中高年や高齢者のデイケアのような場で、子どもと接触する機会をつくるのはいかがでしょうか。老人は老人施設、子どもは子どもの施設ではなく、高齢者のホームに子どもたちが遊びに行ったり、両者の施設を同じ敷地内で運営するなど、地域の中で相互に触れ合う活動ができたらよいと思います。看護活動は病者を対象にしがちであるし、看護実習も医療機関に限られがちです。健康・不健康を問わず生活支援を行うはずの看護が、病院に現れない方たちの健康生活にどうかかわるかを学ぶ場づくりなど、もう少し広い視野で学習活動ができないだろうかと、私も思います。
助産師、保健師教育の一環として、新生児訪問をしたご家族を対象に育児支援などを継続し、母子や家族全員の健康管理ができるよう、例えば大学がある区の保健師さんたちと協力して、若いご夫婦から年配者を抱えた家族まで幅広く接することができる実習の場を開拓したいと考えています。

核家族の子育て中の母子のための子育てサークルなどを企画することで近隣の母親のサークルをつくり、子育てを共有することで母親の間に皆で子育ての意識を持たせることができるのではないかと思いますが、これをコアとし、おばあちゃんやその他の家族に拡大していけないでしょうか。

学生たちが、子ども、成人、高齢者が生活している関係性の中で学習し、「医療機関での実習だけが看護実習ではないんだ」と思えるような場づくりをぜひ実現してください。

▼「質問③：〝障害〟への理解を、看護教育にどう取り入れたらよいか教えてください」

私の所属する学校でも将来、障害者施設の見学実習を取り入れられないか検討していますが、現在は、例えば「目が見えない」とはどういうことなのかを知るため、目隠しをして学内を歩くという体験を行っています。障害を持つ方に直接的なケアができる能力を看護教育の中で高めて、支援方法を少しでも普及できたらいいですね。

当事者からも「医療機関で手話ができる方がいると非常に助かる。ぜひ看護の基礎カリキュラムに手話を加えてほしい」というお話があります。過密な看護カリキュラムですが、どうにか工夫できないものかと思っています。

▼「質問④：助産教育について、統合カリキュラムと大学院教育に関する先生のお考えをお聞かせください」

現在、日本で助産師の資格を得るにはいくつかの方法があります。複数あること自体は悪くないのですが、「卒業時の到達レベルをどこに置くか」について考える必要があり、その意味で今は非常に重要な

助産師資格の取り方： 看護師免許（必須）取得後、さらに助産師教育機関で一～二年間学ぶ。主な進学先—①助産専門学校、②助産課程のある大学院や助産専門職大学院、③大学の助産学専攻科、④助産課程がある大学。その大学の選抜試験に合格し単位を取得する、⑤助産課程の大学別科、⑥短期大学の助産学専攻科。

「ICM基本的助産師業務に必須な能力（2010）」： International Confederation of Midwives Essential Competencies for Basic Midwifery Practice 2010。ICMが発行している基本文書（助産師の倫理綱領、助産師の定義、その他基本文書）の中の一つ。根拠に基づいて、助産師が知っておくべきこと（知識）と助産師が何をするのか（技術）

過渡期に来ているのではないかと思います。日本は母子保健水準が非常に高い国であり、いわゆる母体死亡・新生児死亡が世界で他に例がないほどの低い率です。それを踏まえた上で助産師活動がどうあるべきかが問われています。

ＩＣＭの「基本文書（core document）」の中で最も基本となる文書は、**「基本的助産師業務に必須な能力」**（二〇一〇年）です。ご存じかと思いますが、助産師業務にはどのような知識・能力が必要かをすべて挙げて非常に丁寧に解説しており、結構なページ数です。また日本では、日本助産師会が**「助産師の声明」**と**「助産師のコア・コンピテンシー」**を作成しています。

今、専門職業に要求される卒業時の到達能力は何か。それは必ずしも明確に整理されていません。専門職大学院では「卒業時の到達能力をここまでに」という期限を示しています。日本の法律では、「分娩一〇例程度」ということしか定められていませんが、助産師の仕事は、妊娠期の管理に加え、妊娠前に健全な妊娠ができる女性を育成していくところから始まるのです。また出産後、かつて産褥経験をした方が健常に老いていけるように、中高年の問題にも取り組むことが重要です。

学生には国家試験の受験資格が卒業と同時に与えられます。つまり、試験に合格すれば安全な助産業務ができることを保証する必要があり、教育機関は卒業の認定に対して重い責任があります。専門職大学院では二単位ほどの枠を使い、課題研究という形で自分の症例などを深く調べてまとめたレポートを要求していますが、修士論文は求めません。これは、アメリカでの修士は論文を書くためというより、臨床的における実践能力の獲得を重視しているからです。学士課程で四年間かけ、看護学を十分に深めた後に大学院を位置づけること自体はよいと思います。ただ、大学院の内容そのものの到達水準に関しては、少し協議が必要ではないかと思っています。

について まとめている。新しい医療や医療業務の根拠として、継続的な評価と改定が行われる。

「助産師の声明」：日本助産師会による助産師の定義、理念、倫理綱領、役割・責務などをまとめたもの。詳細は、コア・コンピテンシーとともに『助産師の声明／コア・コンピテンシー』（日本助産師会出版、二〇一二年）として出版されている。

「助産師のコア・コンピテンシー」：日本助産師会による日本の助産師に求められる必須の実践能力をまとめたもの。助産師のコア・コンピテンシーとして「倫理的感応力」「マタニティケア能力」「ウィメンズヘルスケア能力」「専門的自律能力」を挙げ、その解説と実践の基準を示している。

セッションを終えて

岩國亜紀子

近藤先生との対談では、「とにかく新しいことを知りたい、使いたい！」という強い熱意から、米国に渡って看護学の学びをさらに深め、日本の看護職を育てるべく大学、大学院、学会を創設するなど日本の看護界の礎を築いてこられたことが語られた。先生は渡米後二カ月で仕事をこなせるようになったと述べておられたが（たった二カ月！）、多くが食料、家族、職などを失い社会が混沌とした戦後のさなかにおいても熱意を持ち続け、かつ行動に移してこられたプロセスでは想像を超える努力が重ねられたことと思う。このセッションを通して看護界を切り拓いてこられたパワーに直に触れ、私なりに考えてみたいことが二点あった。

臨床と研究

まず、臨床における研究のありようについてである。近藤先生は、臨床看護職は多くの課題を目の当たりにしながらもその研究に取り組めないでいること、また博士号を取得した看護研究者は臨床経験が乏しいことなどから、両者が協働することで合理的に研究を進められるのではないかと述べられていた。自らの経験を振り返ってみると、私も臨床看護職時代には研究は苦手であった。「気になることはたくさんあるけれど、その中のどれが研究になるのかわからない！　どうやって研究したらいいのかもわからない！」と思っていた。

そんな私も、大学院在学中や修了後に、指導教員や共同研究者といくつかの研究に取り組む中で、研究成果を通して自分が気になっていたことを科学的に伝えることができる喜びや面白さを感じるようになった。研究プロセスを何度も繰り返したことである程度の研究手法を身につけることができ、またそれ以上の大きな成果として、わからないことがわかるようになってきた。

現象とつながり続ける努力

しかし、このように少しずつ研究者に近づいていく分、残念ながら臨床にある現象からは遠ざかり捉えづらくなっていると感じる。臨床で活躍する看護師、助産師、保健師、専門看護師などとともに研究に取り組む際には、もちろん両者が協働して研究計画立案からデータ収集、分析などを行っているのだが、研究者である私は、より研究課題を精錬させ研究として形づくることが期待されているように感じる。一方で臨床の看護職に対して私は、「この研究課題は現状にフィットしているのか」「現象を明らかにし改善することにつながるものなのか」といったことを確認し、そうであれば安堵している部分がある。

これまでにいくつかの研究をともに行ってきたが、臨床で働く看護職と大学や研究所で働く看護研究者では時間の流れが大きく異なり、両者で時間を調整して研究に向かうことは時として難しい。しかし、最終的に研究成果が臨床に還元され生かされたものは、研究者が主導する研究ではなく、研究課題をともに整理し、ともにデータ収集や分析に取り組みながら現象を明らかにしてきたものであった。両者が歩み寄りながら、臨床に埋もれている〝気になること〟を言葉にすることで、少しでも人の理解が進み、人々の健康と生活がよりよくなることを引き続きめざしていきたい。そのために、研究を重ね研究能力をブラッシュアップし続けること、さらに現象とつながり続けるための努力が必要だと考える。

助産学生の卒業時到達目標の明確化

次に、助産師教育について考えてみる。現在の日本で助産師国家試験受験資格が与えられる教育機関には、専門学校、専攻科、四年制大学、大学院修士課程、専門職大学院などさまざまな形態がある。目的や役割が異なる複数の教育機関において同じ助産師国家試験受験資格が得られるのはどういうことなのかと、助産師である自らも長年不思議に感じていた。近藤先生は追記で、卒業時の到達能力が明確に示されていないことが助産師教育における課題であることを指摘されており、「なるほど、そういうことだったのか」と腑に落ちた。

確かに、卒業時の到達目標と到達度については厚生労働省より提示されているものの（厚生労働省医政局看護課、二〇〇八年）、教育機関ごとに掲げられた到達目標は見当たらない。例えば、日本の修士課程は「広い視野に立って精深な学識を授け、専攻分野における研究能力又はこれに加えて高度の専門性が求められる職業を担うための卓越した能力を培う」（大学院設置基準、二〇一七年）ことを、専門職大学院は「高度の専門性が求められる職業を担うための深い学識及び卓越した能力を培う」（専門職大学院設置基準、二〇一八年）ことを学ぶ場と位置づけられている。

助産師、つまり、「助産又は妊婦、じょく婦若しくは新生児の保健指導を行うことを業とする女子」（保健師助産師看護師法、二〇一五年）の担う「助産」および「保健指導」は、いかなる実践も卓越したものと位置づけられるものではない。看護師同様、卒後一年目の助産師が行う助産や保健指導と、達人助産師の行うそれでは当然ながら雲泥の差がある。そこで、助産師の実践の中でもどのようなものが「卓越した実践」であるのかを明らかにし、修士課程や専門職大学院を修了する助産学生が卒業時までにどのような能力を得ておくことが望ましいのかを明らかにすることが必要だと考える。

看護師、助産師は臨床での経験を省察し臨床知を積み重ねながら達人看護師、助産師へと発展していくものであることを考えると、各大学院で課せられる課題は異なるものの、二年間で分娩一〇例程度を直接介助しながら母性看護・助産領域における卓越した実践を培い、さらに修士論文を完成させるというタスクは壮大に思える。

今後ますます高度医療・看護を必要とする対象が増え、多様な価値観や生活スタイルが求められる中、女性やその家族へのケアにおいても既存の枠を越えた看護ケアを、多職種と協働しながら創り上げていくことが求められていくことを鑑みると、卓越した実践を担う助産師への期待はさらに高まり、多くの期待が寄せられていると感じる。

そのような助産師を育てていくために、卒業までの基礎教育を担う教育機関と、基礎教育機関を卒業した助産師が臨床経験を積みながら達人助産師へと発展していけるように支える臨床実践の場が、どのような役割を担うべきかを明らかにすること。それと並行して、助産学生が卒業までにどのような能力を得ておくことが望ましいのかを明らかにすることが喫緊の課題だと考える。

清水嘉与子

しみず・かよこ　一九三五年生まれ。東京大学医学部衛生看護学科卒業。関東逓信病院看護婦長を経て東京大学医学部教官、一九八〇年より厚生省医務局看護課長を歴任。一九八九年参議院選挙で初当選後、自由民主党社会部会看護問題小委員長として「看護婦不足の解決に向けての提言」をまとめ「看護の日」「看護師等人材確保法」「男性保健士の誕生」などを実現。二〇〇一年保健師助産師看護師法一部改正にて看護職の名称を「師」で統一することに尽力したほか、労働政務次官、文教委員長、環境庁長官などを歴任。二〇〇八年日本訪問看護振興財団理事長、二〇〇九年国際看護交流協会理事長、同年〜二〇一三年日本看護連盟会長。主な著書に『私たちの法律・保健婦助産婦看護婦法を学ぶ』（日本看護協会出版会）、『看護・介護法令ハンドブック』（医学書院）など多数。

若手からの問い

「かつて看護職はどのような労働環境に置かれ、それに対しどのような態度や行動を示してきたのですか？」

「看護に関する法案は、国会でどのように決められてきたのでしょうか？」

「「看護職の国会議員」の存在にはどのような意味があり、私たちは国や政治とどのように向き合えばよいのでしょうか？」

臨床の保健師から厚生省の技官へ

政治の世界に入ることは、自分でも思ってもいなかった道でした。それはやはり、厚生省（当時）に入省してさまざまな看護職の姿を見たことが一つのきっかけでした。私は一九五八（昭和三三）年、東京大学医学部衛生看護学科を卒業した後、一〇年間、関東逓信病院で保健師として働きました。本来、治療が終わった患者には必要に応じて保健指導をし、再び来院しなくても済むようにすることが保健師の役割だと思うのですが、保健指導に診療報酬点数がつかないこともあって、今でも院内に保健師を置いている病院は多くありません。

私はとても素晴らしい先輩や仲間たちに恵まれて楽しく仕事をしていました。六〇年近く前のことですから大卒が少なく、現場の人たちから「大学出に何ができるか」などと言われ、私たち自身も「何もできないだろう」と思っていたし、本当に何もできなかったのです。でも、私の上司は長い目で見て私を育ててくれました。「病院以外の世界も知ったほうがいいわよ」と言って日本看護協会の東京都支部で教育委員になったり、学会に積極的に参加することなどを勧めたりしてくださいました。小児の保健指導の仕事に自信がなかった私が、もう一度大学病院の医師の保健指導を勉強してきたいと言ったときに、「いいですよ」と送り出してくれたのもありがたいことでした。結局、私の実践力を高めてくれたのは保健指導室にやってくる子どもたちでしたが……。

一〇年たって**金子みつ**先生から招かれて東京大学に移りました。東大は衛生看護学科から保健学科に代わっており、看護を選択する学生は少なくなっていました。間もなく医学部か

―編集部注―

金子みつ：かねこ・みつ（一九一四〜二〇〇五）。元社会党衆議院議員。聖路加女子専門学校研究科、トロント大学看護学部専攻科卒業。イェール大学で公衆衛生学を学ぶ。一九四一年厚生省入省、同看護課長。日本の看護体制・看護教育の確立に貢献した。六六〜六八年日本看護協会第六代会長。七二〜九〇年社会党衆議院議員。著書に『看護の灯高くかかげて：金子光回顧録』（医学書院、一九九四年）などがある。

ら始まった**東大紛争**で安田講堂が焼け、私たちの教室も学生に占拠されてしまうという騒ぎになり、ほとんど仕事ができない日々を過ごしました。やっと落ち着いてきて、これからという一九七〇（昭和四五）年、厚生省の永野貞看護課長から声がかかり、大学になんの貢献もできなかったことを申し訳なく思いながら、厚生省看護課保健婦係長に異動しました。

今の時代も「看護職員不足」と言われていますが、当時はそれが大きな社会問題になっていました。一九六一（昭和三六）年に国民皆保険が実現して保健医療制度は充実し、病院病床はどんどん増え、医療技術の高度化も進んで看護需要が高まっているのに、看護の施策は大きく遅れていました。看護職員の養成はもっぱら病院や医師会にお任せで、国はなんの助成もしていませんでした。一九六五年（昭和四〇）年、全国で**ニッパチ闘争**が起きていました。夜勤をせめて二人で八回くらいにという人事院判定を実現しようと看護師たちがストライキをしたというのですから、いかに大変な現場が多かったかがおわかりになることでしょう。

厚生省での最初の仕事は、「看護婦養成所」をつくろうとしている全国の病院へ視察に行くことでした。毎日のようにリュックを背負って何校もの開設準備状況を調査し、実習病院を見に行くと、そこで看護師たちが本当に疲弊しているのを目の当たりにしました。「実習病院になんかなりたくない」という態度を見せる人たちもたくさんいました。院長も事務長も、「看護師はどんどん辞めてしまうけれど、清水さん、定着なんかしなくていいのですよ。とにかく誰でもいいのでなるべく若い人が来てくれたほうが、人件費も安くていいんだから」と言う。当時の看護職員の必要要件は入院患者四対一というわけで、頭数さえ足りればいいと思われていた職種であり、専門職として扱われていませんでした。「こんな状況ではいけない」

東大紛争：東京大学ではインターン制度をめぐる医師研修制度の問題や、医学部の処分問題、大学運営の民主化などの問題に対して、学生と当局の間で「東大紛争」と呼ばれる学生紛争が勃発した。六八年に入ると紛争は激化し、キャンパスはバリケードで封鎖され、六九年一月、全学共闘会議（全共闘）と新左翼の学生が本郷キャンパス安田講堂を占拠する安田講堂事件へと発展。多くの検挙者を出して終結した。

ニッパチ闘争：全日本全国労働組合の看護職の夜勤制限の要求に対して、「夜勤は月平均八日以内を目標とする」「一人夜勤の廃止に向かって努力すべし」などの判定を出した。一方で、一九六八年新潟県立病院の看護師が、「夜勤協定」獲得のストライ一九六五年（昭和四〇）年、全国でニッパチ闘争が起きていました。夜勤をせめて二人で八回くらいにという人事院判定を実現しようと看護師たちがストライキをしたというのですから、いかに大変な現場が多かったかがおわかりになることでしょう。

当時の看護職員の必要要件は入院患者四対一というわけで、頭数さえ足りればいいと思われていた職種であり、専門職として扱われていませんでした。「こんな状況ではいけない」と私は常に思っていました。

と私は常に思っていました。

看護職員確保対策の原型をつくる

一九七〇（昭和四五）年、看護職員が足りないから准看護師で満たそうとする法案が厚生省から国会に出されました。その骨子は高等学校を卒業して一年教育を受ければ「准看護婦試験」を受け准看護師になれるというもので、教育期間は二年から一年に短縮するが、中卒の基礎学歴を高卒にするのだから質は上がるという謳い文句でした。日本看護協会はもともと准看護師制度に反対ですからその案にも当然反対で、この法律が果たして質の向上につながるのかと大変な論争となりました。当時、日本看護協会保健婦部会の書記長でこの法案に批判的だった私は、厚生省職員という立場になったおかげで複雑な思いで国会通いをしたことを思い出します。

その後、法案は衆議院を通りましたが参議院ではまったく審議されず、結局同年の国会会期切れで廃案となります。当時は「看護婦養成所」より「准看護婦養成所」の入学定員のほうがずっと多かったし、働いているのも准看護師のほうが多かった。そんなときに、もし高卒一年で准看護師になれる制度ができていたらどうなっていたか。看護界は准看護師中心になっていたことでしょう。

ともかく、その法案なしで行政施策によって看護職員を確保しなくてはならなくなり、准看護師に依存しない看護師の確保対策をつくろうと、厚生省も本腰を入れ始めました。それ

キを決行。それをきっかけに全国で看護師の増員と「二人以上、月八日以内」夜勤制限を要求する闘争が繰り広げられた。「二人以上、月八日以内」をとり、「二・八（ニッパチ）闘争」と呼ばれている。

まで、全国に看護職員がどれくらい必要かという需給計画もありませんでした。なぜなら、医師会や各病院が自施設の需要に応じて看護師や准看護師を養成しており、厚生省は看護職員の養成については何もしていなかったからです。そこで、国は初めて**看護職員需給計画**をつくりました。また、廃案となった法律案に盛り込まれていた看護婦等養成所の運営費を、大蔵省と協議して使えるようにし、初めて看護婦等養成に税金が投入されることになったのです。

次に、看護職員が辞める大きな理由は結婚と育児だったので、病院に保育所をつくろうとしました。厚生省の中には児童家庭局という認可保育所を大切にする部署があるのです。そういう部署からは病院に無認可の保育所をつくるなんて無謀なことができるのか、と変な顔をされましたが、看護職の確保対策のためだと説得をして、これに対しても補助金が出るようになりました。

また、辞めた看護師たちを掘り起こすこともしました。当時から**潜在看護師**がいるのはわかっていましたので、調査をしたところ、その中に働く意識のある人がたくさん存在していることが確認できました。「どうしたら復帰できるか」という質問には「仕事のことをもう一回勉強したい」という回答が多かったので、**ナースバンク**（現・ナースセンター）という無料職業紹介所をつくって日本看護協会に運営をお願いし、復帰前に研修を受けられる仕組みも用意しました。ほかにも教員の教育について対策を立て、現在の看護職員確保対策の原型をつくりました。さらに国立関係の看護職員の給与表、医療職俸給表の改善も行われました。一般には民間企業に働く人の給与のほうが高く、民間との格差を少なくするために人事院勧

看護職員需給計画： 一九七四年、質の高い看護職を計画的に養成しその定着をはかることを目的に、「第一次看護職員需給計画」が策定された。以後、厚生労働省はおおむね五年ごとに需給見通しを策定してきた。看護職員について、医療提供体制の変化などを踏まえた看護職員需給見通しに基づいて、看護師などの養成や就業者数の確保をはかっている。

潜在看護師： 看護師免許を保有しているが、例えば子育てや介護などを理由に離職し、現在看護師として働いていない看護師のことをさす。厚生労働省によると現在、潜在看護師は七一万人に上るとされる（二〇一四年発表）。在宅や施設など看護師の活躍の場が広がる中、看護師不足の解消のため

告が出されて公務員給与が是正されるのですが、看護職の場合は国家公務員のほうが高く、看護職の給与表である医療職三表が民間に大きな影響を与える仕組みになっているのです。給与表の改正は看護課の所管ではなかったのですが、担当課でも努力をしてくれました。ここでも政治の力が大きかったと思います。

看護の応援団が増えていく

一九七一（昭和四六）年の参議院議員選挙で当選された**石本茂**先生が、自民党に入党されました。先生は国立がんセンター初代総婦長のほか、日本看護協会会長も務められた方です。参議院議員選挙には過去一回当選し、一回落選されていましたが、いずれも無所属からの出馬でした。国立病院時代に労働組合活動をされており、自民党なんて大嫌いだったと、生前直接うかがったことがあります。でも、無所属では看護政策が進まないという現実や、日本看護協会役員の強い勧めもあり、当時の与党である自民党に入党されたのです。

当時、看護師たちはニッパチ闘争ばかりしており、自民党などに近寄ろうともしていませんでした。看護職員不足は国全体の社会的な問題であり、与党も解決したいけれど、どうすればいいのかわからなかったのです。しかし、石本先生が入党されたことによって、与党が看護政策に関心を持つようになり、議員たちも看護問題のことを具体的に勉強できるようになりました。高卒一年准看法案の廃案後、看護職員確保政策には多額の予算が必要でしたが、処遇の改善は行政の力だけではどうしようもできません。そこで私たちが厚生省からいろい

にも、潜在看護師の復帰が期待されており、さまざまな潜在看護師の復職を支援する制度が設けられている。

ナースバンク：現・ナースセンター。看護職員確保に向けた取り組みの一つとしてナースバンク事業がスタート。一九九二（平成四）年に制定された「看護師等の人材確保の促進に関する法律」に基づいてナースバンクからナースセンターに。看護師の無料職業紹介事業、再就業支援等の研修の実施、潜在看護職の把握調査などを行っている。中央ナースセンターは日本看護協会が厚生労働省から、都道府県ナースセンターは都道府県看護協会が都道府県から指定を受けて運営している。

石本茂：いしもと・しげ

ろなアイディアを出すと、石本先生はそれらを党内に持ち込み、看護問題の解決をはかるための**看護技術者対策議員連盟**（**看護議連**）という議員有志の集まりを結成してくださるなど、ご尽力くださいました。

　自民党で石本先生を一番応援してくれたのは、**橋本龍太郎**先生です。「姉貴、姉貴」なんて呼んで一番の応援団になってくださいました。一九六五（昭和四〇）年に人事院がニッパチの判定を下したことは先ほど触れましたが、このとき一回の夜勤に一〇〇円の手当てがつきました。夜間看護手当ですね。その後、年に一〇〇円とか五〇円とかずつ上がっていき、七二（昭和四七）年には三五〇円にまでなっていました。

　ちょうどこのころ、石本先生を中心とした看護議連の集まりがあり、私も厚生省から参加していました。そこで看護職員不足が深刻だ、という話を聞いていたある先生が「石本さん、看護師さんが足りないのだからなんとかしよう！　夜勤手当を今の一〇倍にしよう！」と叫んだのです。さすがに一〇倍にはなりませんでしたが、三五〇円の約三倍、なんと一〇〇〇円になったのです。そのとき叫んだ人というのは、（二〇一四～二〇一七年まで）厚生労働大臣を務めた塩崎恭久先生のお父さまの**塩崎潤**先生です。それ以降、先生は「夜勤の塩崎」と呼ばれていました。

　ほかにも、例えば本来は女子教員のみが対象だった育児休業法の対象に看護職員が入れたのも、議連の先生方による応援のおかげでした。

　こうして、石本先生が非常に真摯に仕事をしてくださったおかげで、ようやく看護の問題が国会での議論の対象となり、すごい勢いで予算が増え、看護政策が進んでいきました。

る（一九一三～二〇〇七）。女性政治家、看護師。無所属、自民党参議院議員として四期（二一年）を務める。国立がんセンター初代総婦長などを経て、一九六五年の参議院議員選挙に無所属で出馬して初当選（三年議員）。一九七〇年自民党へ入党、一九七一年以降三期連続当選。一九八四～八五年にかけて環境庁長官などを務めた。二〇〇一年フローレンス・ナイチンゲール記章を受章。

看護技術者対策議員連盟（**看護議連**）：現・看護問題対策議員連盟。看護問題の解決をはかろうとする自民党内の議員有志の集まり。一九七二年に一五七人で結成した。各看護関係団体とも連携をはかり、現在は三五三人（二〇一七年発表）の国会議員が所属している。

人事院がニッパチの判定を下した（中略）とき、一回の夜勤に一〇〇円の手当てがつきました。夜間看護手当ですね。その後年に一〇〇円とか五〇円とかずつ上がっていき、一九七二（昭和四七）年には三五〇円にまでなっていました。

……ある先生が「石本さん、看護師さんが足りないのだからなんとかしよう！ 夜勤手当を今の一〇倍にしよう！」と叫んだのです。さすがに一〇倍にはなりませんでしたが、三五〇円の約三倍、なんと一〇〇〇円になったのです。

一九七七（昭和五二）年に厚生省が自前の看護教員養成機関として、**国立看護研修研究センター**を設置することができたのもありがたいことでした。それまで、看護教員養成講習会は国立の看護学校校舎を借りるなどして行われていたのです。

一九八〇（昭和五五）年に看護課長となった私は、二年後に看護研修研究センターに保健婦・助産婦課程をつくることができました。そのようにして看護政策が進み、看護の応援団がたくさん出てきてくれたことを目の当たりにし、「やっぱり政治ってすごい」と思いました。行政にいても課の所管する枠内の限られたことしかできないけれど、政治の力で一致団結してやろうとすれば、大きなことができることを実感したわけです。

その後、いよいよ石本先生が辞められることになったとき、「看護界から誰か代わりの人を出しましょう」ということになりましたが、誰も出る人がいない。そこで当時の日本看護協会会長だった大森文子先生から、「仕方がない、清水さん、あなたがやりなさい」と、私に白羽の矢が立てられてしまったのです。私自身も、看護師を専門職にするためには、政治がもっと動かければダメだと思っていましたので、この世界に入ることを決意しました。

政治家としての活動

当時の参議院比例代表選挙は、政党が候補者の順番をあらかじめ決め、有権者は政党名を書いて投票する、拘束名簿式比例代表制というものでした。一九八六年の最初の選挙で私につけられた順番は二三位。中曽根内閣で国民の支持率も高く二二位まで当選しましたが、私

橋本龍太郎：はしもと・りゅうたろう（一九三七～二〇〇六）。政治家（自民党・衆議院議員）。第八二・八三代内閣総理大臣。住宅金融専門会社問題や行財政改革に取り組んだ。一九六三年の初当選以来、衆議院議員を一四期にわたって務め、厚生大臣（第五七代）時代にはスモン訴訟の和解に尽力し、そのほかにも多くの大臣職を歴任した。

塩崎潤：しおざき・じゅん（一九一七～二〇一一）。政治家（自民党・衆議院議員）。大蔵省を経て、一九八九年初当選（八期）。八二～八三年経済企画庁長官、九〇年総務庁長官を務める。長男は、厚生労働大臣（第一七・一八代）を務めた衆議院議員の塩崎恭久。

は次点でした。三年後の一九八九（平成元）年、時代は昭和から平成に変わっていました。消費税三％導入で評判を落とした自民党は、無名の新人を一位にして再起をはかるという橋本幹事長の奇策により、私は一位にランクされ当選となりました。前回苦杯をなめたということで全国の日本看護連盟会員が必死で活躍してくれたおかげでしょう、看護師の皆さんに応援してもらったから看護問題も応援しますよ、とわざわざ伝えてくれる議員がいたのもうれしいことでした。

政治家になって、私はまず解決すべき看護問題は何かを多くの議員にわかってもらう機会をつくりたいと思いました。まず党の政務調査会社会部会の中に看護問題小委員会を再興したいと当時の高橋辰夫社会部会長にお願いしたところ、「看護問題はあなた以上にわかる人はいないのだから、あなたが委員長になりなさい」と、ありがたいお言葉をいただきました。一年生ですぐ委員長というのは前例のないことだったと思います。

また、石本先生が残していってくださった看護議連でも特別委員会をつくって看護問題の検討を開始し、最初の年に「**看護の日**」の提案をしました。ちょうどアメリカでも看護師不足が問題になっておりレーガン大統領が「看護の日」をつくって社会にアピールして有効だったというニュースが伝わってきており、**大森文子**日本看護協会会長が自民党の会で紹介されたのがきっかけでした。日本でもやったらどうかという多くの議員の声で提言の中に入れました。早速、当時の矢野看護課長が日野原重明先生や中島みち先生たちを発起人にして看護の日実現のアピールをしたところ、予算を確保してくれました。というわけで、看護の日はアメリカからの輸入品ですね。

看護研修研究センター：厚生省は早くから看護教員の養成に力を入れていたが、一九七七年になってやっと看護教育・研究の拠点として国立看護研究研修センターを設立。以後多くの保健師・助産師・看護師養成所の教員ならびに幹部看護教員が誕生し、全国で活躍した。しかし看護大学の増設などもあり、その役割を終えたとして二〇〇九（平成二一）年度をもって廃止となった。

看護の日：一九九〇年、「高齢化社会を支えていくために、誰もが看護の心、ケアの心、助け合いの心を育むきっかけになるように」と、厚生省が五月一二日を「看護の日」に制定した。この日はフローレンス・ナイチンゲールの誕生日であり、国際看護師協会は「国際次の年、看護問題小委員会の勉強会で提言したのは、看護職員人材確保法案のことでした。単に予算をとることだけでなく、看護職員確保のための法案づくりが必要なのではないかとの某厚生大臣経験者のご発言はありがたかったです。その翌年、福祉人材の確保も必要ということで、介護や福祉人材の処遇改善法案と一緒に「**看護師等の人材確保の促進に関する法律案**」が政府から提案され、参議院先議で成立しました。全党賛成の法案であったにもかかわらず重要法案扱いになり、私も初めて自民党を代表して代表質問をしました。たった一〇分なのに緊張したことを思い出します。

実はこの法案は、肝心の政策の具体的内容について、厚生・労働・文部各省が法案成立後につくる基本指針にゆだねられており、どんな内容が組み込まれることになるのかわからなかったのです。しかし、こうした法律が一つのきっかけとなり、看護大学やナースセンターの充実につながったのはうれしいことでした。

看護大学が増えるに伴い、当時の保健婦助産婦看護婦法の問題が明らかになってきました。多くの大学で、卒業後女子は看護婦と保健婦両方の国家試験受験資格を得ることができましたが、男子は看護婦だけで、保健婦の受験資格が取れませんでした。法律で保健婦は女子に限るとされており、カリキュラムも、例えば産科実習は女子だけで男子は履修せず、その代わりに精神科を履修するなど男女で履修する内容に一部差があり、国家試験でも同じような取り扱いがなされていたのです。

しかし一九九〇（平成二）年、カリキュラムが統一され、大学で同じカリキュラムを履修した卒業生が出てくる一九九四（平成六）年の国家試験では、保健士（当時）を誕生させなけれ

看護師の日」としている。毎年、「看護の日・看護週間」には、全国で「一日まちの保健室」や「一日看護体験」などさまざまなイベントが行われている。

大森文子：おおもり・ふみこ（一九二一～二〇〇二）。看護師。看護教育者。厚生省勤務を経て、北里大学付属病院看護部長などを歴任。一九五七年から一二年間、日本看護協会会長を務める。看護教育の充実と訪問看護の導入に尽力。九一年フローレンス・ナイチンゲール記章を受章する。主な著書に『婦長必携』（共著、医学書院、一九八六年）、『大森文子が見聞した看護の歴史』（日本看護協会出版会、二〇〇三年）がある。

看護師等の人材確保の促進に関する法律：。少子高齢化によって看護

ばと、看護問題小委員長提案の議員立法作業に着手しました。ところが各党に説明に回るのですが、まず保健婦そのものの知名度が低い、どういう仕事をしているのかがまったく知られていないことに驚きました。ちょうど自民党は野党になっている時代で、時の与党は八党からなっており、たくさんの議員に説明に行かなければなりませんでした。しかし政治家はほとんどが男性ですから、説明をすると「男性が差別されているのはけしからん」と認めてくれて、衆・参とも厚生委員会での質問もなく、すんなりと議員立法は通りました。

ところが、その次の議員立法で名称を「婦・士」から「師」へ、つまり「保健師・助産師・看護師・准看護師」に統一をしたいと思ったときは、とても苦労しました。この背景には、助産師資格を男子にも開放すべきか否かという議論がありました。すでに保育の世界でも保母・保父が保育士になっていて、性別で資格名称が異なる専門職は看護職だけでした。**男女共同参画社会**を推進しようという流れもあり、日本看護協会も「ぜひやってほしい」と言い、日本助産婦会も「変えてほしい」と考えていたのですが、一部の開業助産師さんたちと野党の議員たち、特に男女共同参画社会推進の女性たちが反対に回ったのです。

つまり「男女共同参画社会をつくりましょう」と言っていた人たちが、「お産は女性しかしないのだから、男の助産師は必要ない」と大反対したのです。私は助産師の仕事というのは、お産を助けるだけではなく、男の子の性教育をはじめ父親になる男性側の問題を支える役割も必要なのではないかと考え、男性にも門戸を開くべきだと思ったのですが、野党の女性議員の抵抗が強く、とりあえず助産師は女子に限るということで法案をまとめて提案したのです。

職の不足が懸念されることを受けて、それらを確保し、保健医療の促進に寄与することを目的に、一九九二（平成四）年に成立した。看護職員確保政策の基本指針となっている法律。

　保健師・助産師・看護師・准看護師の就業者数は約一六六万人（二〇一六年末）。団塊世代が後期高齢者になる二〇二五年には、看護職員は一九六～二〇六万人が必要とされ、国は、看護職員を確保する「要請促進」「復職支援」「離職防止・定着促進」に取り組んでいる。

男女共同参画社会：男女共同参画は、一九九九（平成一一）年に施行された「男女共同参画社会基本法」を基本法とする社会政策。男女共同参画社会は、「男女が、社会の対この法案は参議院先議でしたが、衆・参の厚生委員会で審議が行われました。発議者の私、厚生労働副大臣の南野知恵子先生が答弁側に座り、日本看護協会の南裕子会長も参考人として参加されました。**看護婦・士から師への名称変更**は二〇〇一（平成一三）年に改正されましたが、助産師資格だけは未だに男性への門戸が開かれていません。今後、関係者の理解が得られるようになったり、男性から「助産師になりたい」という声が出てくれば、変えるチャンスは出てくるはずです。

法改正のことを中心にお話ししましたが、看護の勉強会で国立病院の夜勤を視察したとき、看護師の宿舎が個室ではないことを知り、それに驚いた議員の発言が一つのきっかけとなって個室化につながったことや、長年陳情を続けておられた日本赤十字社救護看護師の皆さんの慰労給付費増額が実現できたことなど、看護に携わってこなければ知りえなかったこともあって、ありがたく思っています。特に慰労給付金の問題は、戦地で救護看護師のお世話になったという当時の大蔵大臣**塩川正十郎**先生より、温かい応援があったことを付け加えておきましょう。

今こそ看護の力を示すとき！

次に、資料を見てください（**次頁の図を参照**）。これは一九六六（昭和四一）年からの看護学校の入学定員を課程別に見た表をグラフにしたものです。新たに看護の世界に入る学生ということで進学課程は除いています。**A**が准看護師養成所、**B**が看護師養成所（短大を含む三年

等な構成員として、自らの意思によって社会のあらゆる分野における活動に参画する機会が確保され、もって男女が均等に政治的、経済的、社会的及び文化的利益を享受することができ、かつ、共に責任を負うべき社会」と定義されている。

内閣府には男女共同参画局が設置され、内閣府特命担当大臣（男女共同参画担当）が置かれているほか、全国自治体の男女参画部署に専任担当者が置かれ、啓蒙活動などを行っている。

看護婦・士から師への名称変更：看護職の名称統一。男女共同参画社会を実現しようという流れの中で、性別によって「婦」「士」と分けていた呼称を統一したいとの要請が看護の現場から起きたことを受けて、二〇〇一年議

の課程)、Cが大学、Dが高校・専攻科の一貫教育の入学者定員数です。保健婦助産婦看護婦法ができて五〇年間ほどは、准看護師学生が非常に多かったことがわかると思います。その

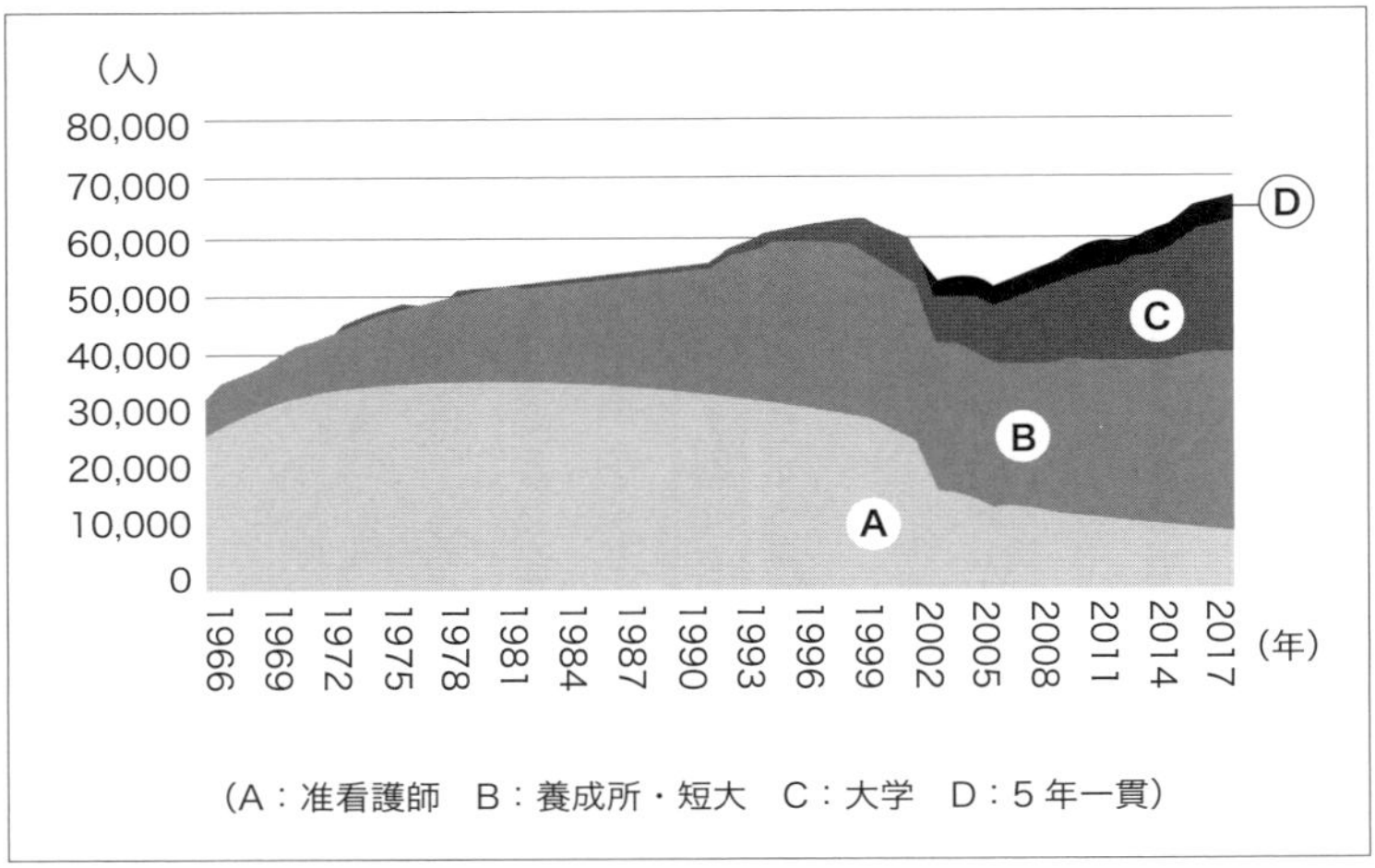

図　課程別入学定員の推移(進学課程を除く)

員立法で「師」に統一。「保健師助産師看護師法」となった。

塩川正十郎：しおかわ・まさじゅうろう（一九二一〜二〇一五）。政治家（自民党、衆議院議員）。運輸大臣、文部大臣、内閣官房長官、自治大臣などを歴任。二〇〇一年第一次小泉内閣時に、八〇歳間際で財務大臣に就任したことで話題となった。

日本がこんなに変わりました。これは、厚生省の検討会が「二一世紀初頭の早い段階をめどに看護婦養成制度の統合に努める」という報告書（一九九六年）を発表したことや、私もかかわった「看護師等の人材確保の促進に関する法律（人材確保法）」（一九九二〈平成四〉年施行）の影響によるものだと思われます。それにしても大学がこんなに増えたことは驚きですね。当然のことながら、看護教育の背景が変われば、現場に出てくる人の意識も変わるのではないかと期待しているのです。

確かにこれまでの日本では、例えば他国に比べると高齢者を寝かせきりにしていたかもしれません。でも看護師が「こんなことではいけないのではないか」と声を上げれば、変えていけるのではないでしょうか。病気とうまく付き合いながら豊かな生活を続けたいと願う人々がどんどん増えてくる。その人々を支える看護がしっかりしなければ、これからの高齢社会は乗り越えていけません。看護の現場を変えるのは看護師です。まずは看護に何ができるのか、看護が変われば看護の受け手側にどんな影響があるのか、看護の研究対象になる事例は山ほどあるはずです。説得できるような根拠、つまり看護の見える化が必要です。

私は今、訪問看護にかかわっていますが、在宅では特に看護師の役割は大きい。先進国に広がっているナース・プラクティショナーとしての活躍も期待されます。いろんな職種が在宅の現場に出てきている中で、医療のことも生活のこともわかる、さまざまなサービスをどう活用したらいいのかもわかるのが看護師です。そういう看護師の存在を社会に見えるようにしていくことが、これから大切になると思います。

看護は一生を通してできる仕事

厚生省で、看護師の確保政策に取り組んでいた時期は、毎日のように夜中まで仕事をし、本当に大変でした。国会が忙しいときには職場に泊まり込んでいました。でもそういう状況でも、出勤前からゴルフに行ったりするなど、今考えると信じられないくらい元気でした。若いときって馬力がありますね。もちろん今も元気ですよ、気持ちだけは……。日野原重明先生もそうでしたが、年齢を重ねても社会から期待されていることが、元気の秘訣なのでしょうか。看護の仕事は六五歳を過ぎてもできる仕事ですから、私もセカンドキャリアを生かそうと思って、今もいろんなことに取り組んでいます。

議員を辞めてから引き受けたのが日本訪問看護振興財団（現・日本訪問看護財団）の理事長で、先進国にはずいぶん後れをとりましたが、訪問看護は看護師が本領を発揮できる大きな領域だと思います。まだ働く環境は厳しいものがありますが、多くの患者さんの需要をしっかりと受け止められるような看護師を増やしていきたいと考えています。また二〇〇九年からは国際看護交流協会（二〇一七年三月に解散）の理事長も務めています。今、国際的に活躍する看護師がすごく増えていて、ＪＩＣＡなどでたくさんの方が海外へ渡っています。同協会では奨学金も出していますが、優秀な人がいっぱいいて、みんな国際看護に目が向いている。そんな人たちのことを頼もしいなと思いながら見ています。もっと多くの看護師に国際的な目を開いてほしいですね。

皆さんからいろいろなお話を聞くと、「あれもこれも大事」に思えます。私は看護師が十分に社会的に評価されて、自分たちの生きがいを持って能力を発揮しているとは思えず、むしろまだまだ足りないとさえ感じています。「自分たちの職業はこんなに素晴らしいのです」と、さまざまな場所で積極的に発信すべきではないかと思います。一生、看護の世界でやっていくためには、自分が看護を好きになり、その看護のよさを社会に広げていく。そうやっていい仕事をしていけば、また次の世代によい影響が広がっていくでしょう?

次世代を育てる、問題を発信する

看護教育に携わる人は、特に次世代への影響力が大きいと思います。ぜひいい人たちを育て、よい看護の現場をつくってください。私自身に残された仕事は、**看護職の国会議員**を続けて送り出すことです。皆さん、知っていますか? 私たちが応援している人たちが、衆議院に二人、参議院に二人、そして他の党からも参議院に二人出ていて、国会に六人いるのですよ。彼らに働いてもらうためには、ただ選挙で国会に送り出すだけではなく、何が問題なのかを彼らに伝え、問題解決のために働いてもらうことが大切なのです。

看護職の職能団体である日本看護協会は、大きな力で日本の看護問題を解決しようと頑張っています。日本看護連盟は政治団体として、看護職の政治家を国会や地方議会に送り込む運動をしています。各議員はそれぞれにホームページやニュースで活動情報を発信してい

看護の国会議員：看護職の国会議員は二〇一八年現在、以下の六人。自民党衆議院議員・阿部俊子、木村弥生、参議院議員・石田昌宏、高階恵美子、共産党参議院議員・倉林明子、日本維新の会参議院議員・石井苗子の各氏。

選挙権：国民の代表(国会議員、都道府県知事・議会議員、市区町村長・議会議員)を選挙で選ぶことのできる権利。二〇一五(平成二七)年の公職選挙法等の一部を改正する法律によって、選挙権年齢が「満二〇歳以上」から、「満一八歳以上」に引き下げられた。被選挙権は、参政権のうちの一つで、先に挙げた国民の代表になることができる権利のことをさす。

資格条件は、日本国民であり、参議院議員と都道府県知事は投票日ま

皆さん、知っていますか？　私たちが応援している人たちが、衆議院に二人、参議院に二人、そして他の党からも参議院に二人出ていて、国会に六人いるのですよ。

彼らに働いてもらうためには、ただ選挙で国会に送り出すだけではなく、何が問題なのかを彼らに伝え、問題解決のために働いてもらうことが大切なのです。

私は、皆さんの大切な一票をどの党に入れろとは言いません。今は一八歳から選挙権があるので、とにかく棄権をしないで自分の意思を持ち、選挙でそれを表明してほしい。そして皆さん自身も市会議員や県会議員になっていいのです。

例えば訪問看護ステーションの所長という立場は、自治体の議員になったらいいと思うくらい、さまざまな問題を抱えています。そんな経験を持つ人が、看護にどういう問題があるかを知らしめればいいと思うのです。

ます。ぜひ関心を持っていただきたい。現場の声を、どうぞ皆さんの県の看護協会や看護連盟にあるいは議員に直接届けてください。

私は、皆さんの大切な一票をどの党に入れろとは言いません。今は一八歳から**選挙権**があるので、とにかく棄権をしないで自分の意思を持ち、選挙でそれを表明してほしい。そして皆さん自身も市会議員や県会議員になっていいのです。例えば訪問看護ステーションの所長という立場は、自治体の議員になったらいいと思うくらい、さまざまな問題を抱えています。そんな経験を持つ人が、看護にどういう問題があるかを知らしめればいいと思うのです。

問題を抱えるのではなく、みんなとシェアをし、政治的に解決していくという行動力が、私たち看護職にはまだまだ足りません。政党や議員などが開設する政治塾も増えていますし、幸い日本看護連盟の事業計画にも、地方議員候補の発掘と育成が組み入れられる時代になりました。実際に各地で看護の県や市町村議員が増えつつあります。さまざまな立場から看護師の力が長寿社会を支える、という時代が来そうですね。

〈おわり〉

《清水氏による追記》

ここでは、セッションの後にファシリテーターからいただいた、いくつかの質問に応える形で追記を行いたいと思う。

でに満三〇歳以上であること、その他の職種は満二五歳以上であることとなっている。

▼「質問①：特別支援学級が増えていますが、そこで医療的ケアにかかわる看護の重要性を認めてもらいたいと思い、まずは実情を知るための質問調査をしています。それ以外に、例えばどのようなアプローチが有効でしょうか？」

特別支援学級に通う子どもたちはこれから増えていきますから、それを看護がどう支えていくのかという問題は重要です。必要な看護師を配置したり、一時的に教員を訓練するなどが考えられますが、現実には難しいでしょう。訪問看護ステーションから学校へ訪問に行けるような仕組みをつくることも考えられます。そういう治療の場以外でも、看護は子どもと家族を支えているわけです。そのような働き方が求められていることがいかに重要かを伝えるためにも、まずは仲間と横のつながりを持ってみてはどうでしょうか。

さまざまな問題に対して、本来どうあればいいのか、そのためにはどうしたらいいのか、考えたアイディアを、例えば政治家に示して議論してもらうのもいいでしょう。私たちが応援した議員の動きもあり、今、文部科学省でも特別支援学級のあり方についても前向きに議論されています。子どもたちがどうすれば安心して学校に通えるようになるか、お母さんたちをどう支えていくのか。看護にとっても大きな課題の一つです。

〝実情を知るための調査〟までされているなら、文部科学省にその結果をぜひ伝えてください。ほかにも、地元の国会議員や看護職の国会議員に訴えたり、看護ケアの受け手である家族団体などと協力することも一案です。きっと皆さんが喜んで聞いてくれると思います。問題が起きていることがわかれば、必ず周りが動き出すでしょう。

▼「質問②：保育所で働く看護師も非常に必要とされていますが、実態は非正規雇用であったり、看護師がいないところでは保育士さんたちが保健業務に苦労されていたりすると聞きました。この問題についてどのようにお

考えでしょうか？」

確かにこれからは、保育所にも病児やさまざまな障害を持った子どもたちが通うようになってくるでしょう。そこを誰がどうカバーするのか。もちろん常勤の看護師を雇えればいいのですが、かといって実際には四六時中必要とされるわけではないため、私は訪問看護師の活用も考えるべきだと思います。そうした道を開き、地域の皆さんが安心して暮らせる仕組みをつくることが大切ではないかと思います。看護師はこれまで病院の中に閉じこもりすぎていましたが、これからは在宅や施設など、地域でも活躍する場面が非常に増えてくるのではないでしょうか。訪問看護ステーションでのセカンドキャリアの登録制度などが進むとよいかもしれません。

▼「質問③：高齢化社会が進む中で、いわゆる〝孤独死〟が多くなると、地域でのそういった死への対応や看取りの場面で訪問看護師が大きな役割を果たしていく可能性があるのではないでしょうか？」

日本訪問看護財団にも四つの訪問看護ステーションありますが、看取りの看護をたくさんする中で、ご家族から「家で亡くなってよかった」という声をたくさんいただきます。日本では、特に東京のような大都市では難しいのではないかと言われますが、条件が揃えばできると思います。

ただ残念ながら、訪問看護師の数が十分ではありません。なにしろ訪問看護の現場では一人で仕事をするわけですから、能力の高い人たちにたくさん来てほしいと思います。大学を卒業してすぐでもできますから、ぜひチャレンジしてみてください。

セッションを終えて

大澤絵里

清水嘉与子先生との交流セッションでは、「看護職を取り巻く環境、働く環境を改善したい」という熱い思いから制度をつくり上げてこられた先生のこれまでのご経歴と、その思いや具体的な行動を次世代につなぎたいという気持ちに触れることができた。今まで多くの先生方がつくられてきた「看護」を、これからどんな立ち位置にしていきたいのか、私自身の今までの経験を振り返りながら考えてみた。

看護を選んだ理由

私の看護の原点は、看護短期大学に入学する前の大学に在学していたときだった。テレビを通してアフリカにおける孤児の現状を目の当たりにし、この子どもたちに手を差し伸べられる職業は何か？と考えた末にたどり着いたのが看護師という職業であった。その後、看護短期大学を卒業、病院で働きながらアフリカでのプロジェクトにかかわる機会を得た。ＨＩＶ感染者／エイズ患者に関連した地域保健プロジェクトであったということもあり、患者さんを直接ケアすることが主な仕事でなかったが、今までの経験を通して培ってきた看護観を社会の中でどのように表現できるのかという挑戦であった。

日本と文化の異なる社会でのＨＩＶ感染者／エイズ患者らへの差別、医療体制が不十分な中での患者の死、そのような中での住民との協働活動を行うことで、健康の社会的決定要因を肌で捉えられるよい機会となった。その経験から、臨床から離れた看護の可能性について考えさせられ、人々の健康を支える「公衆衛生」を自分の軸足にすることを決めた。

「私は看護師です」と自信を持って言える環境を

現在の職場では、アジア・アフリカの公衆衛生従事者が参加する保健システムに関連した研修の企画・運営や、日本国内のフィールドにおいても、住民が健康な生活を営むための環境をテーマとした研究を進めている。このように、看護の現場から少し距離を置いた世界にいて、「看護」という言葉を意識することは必ずしも多くない。しかし、自分がかかわる教育や研究においてぶれない考えは、「患者さんや住民のよりよい生活のためには何をすべきか?」ということであり、それは自分が看護師として臨床で経験した時間が基盤となっている。たとえ看護の現場から離れても、その思いを大切にしながら今の仕事をしており、そのことに誇りを感じている。現職場の看護職以外の同僚や上司から見れば、その点では私は看護師である。しかし、病院や看護教育・研究に従事している人に対して、果たして「私は看護師です、と言っていいものだろうか?」という気持ちが見え隠れする。

「私は看護師です、と言ってもいいのだろうか?」、次の世代には、そんな気持ちを持つ看護職がゼロになることを期待している。どんな人に対しても、「私は看護師です」と、自信を持って言えるような環境をつくらなければと思う。看護の現場とは異なる場で活躍する看護職をどれだけ寛容に受け入れられる看護界にできるのか、それが看護界をさらに発展させるために大切なことだと考えている。看護を学び、さまざまな場で経験を重ねた人たちが社会で活躍し、「看護の素晴らしさ」を伝えていけるようになれば、看護界の発展は必然であり、今後はそんな環境をつくっていきたいと考えている。

南 裕子

みなみ・ひろこ　一九四二年生まれ。一九六五年高知女子大学家政学部看護学科卒業。七二年ヘブライ大学公衆衛生学修士課程修了。七三年高知女子大学助教授、八二年カリフォルニア大学サンフランシスコ校看護学部博士課程修了、同年聖路加看護大学教授。九三年兵庫県立大学学長。二〇〇四年兵庫県立大学副学長、〇八年近大姫路大学学長を経て、一一年高知県立大学長。九五年阪神・淡路大震災を契機に日本災害看護学会を樹立。一九九九～二〇〇五年日本看護協会会長。〇五年国際看護師協会（ＩＣＮ）日本人初の会長となる。同年日本学術会議会員となり、〇六年看護学分科会委員長に就任。主な著書に、『看護における研究』（日本看護協会出版会）、『実践オレム―アンダーウッド理論 こころを癒す（アクティブ・ナーシング）』（講談社）など多数。

若手からの問い

「目の前のことで精一杯になりがちな看護職ですが、どうずれば現状の課題を乗り越え、「こうありたい自分」に挑戦できるのでしょうか？」

「なぜ今の時代に、「ものを言う」看護職であることが求められるのでしょうか？」

「地域包括ケア時代に看護職が持つべき、グローバルかつローカルな視点とは？」

「泣いていいのよ」

戦争のさなかに生まれた私は三歳で終戦を迎えました。父親は戦死し、母親一人で私と弟の二人を育てる貧しい家の長女でした。

その日は二月のちょうど旧正月で、母親がなけなしのお金を工面し、おぜんざいを煮てくれていました。姉弟とも本当に久々の楽しみができたので、母に「やめなさい」と言われていたにもかかわらず、うれしくて七輪の周りを飛びはねていたところ、その上に転げておぜんざいをかぶり左半身に大やけどをしてしまいました。

そのころ、私たち家族は高知県の片田舎に住んでいたため、地元の診療所でみていただいたのですが、当時のやけどの治療は手技も薬剤も今とは違って、ものすごい痛みを伴うものでした。でも私は、泣くと母親が悲しむので歯を食いしばり、リヤカーに乗せられて診療所に通いました。だんだんと皮膚がよくなってくるのですが、毎日包帯を全部替えるので、そのたびに激痛に襲われます。そのつらい手当てをいつも担当してくれたのは診療所の奥さまでした。

あるとき、母親が部屋の外で待っていて先生もいないとき、その奥さまに「裕子ちゃん、あなた、よく我慢しているよ。ここには誰もいないから、痛かったら痛いって泣いていいんだよ」と言われ、そこで初めて大泣きしました。私が六歳、小学校へ上がる前のことです。その方は看護師ではなかったと思いますが、私が子ども心に抱えていた「母に迷惑をかけてはいけない立場なのに、してはいけないことをしてしまった」という罪の意識や、心配する母親への思い、楽しみにしていたおぜんざいがダメになった残念さなど、すべてを酌み取り寄り添う気持ちを示してくださったのでした。その方との出会いが、私の看護の原点だと思っています。

高校は高知県立高知追手前高等学校という、県内でも規模の大きな学校に進学し、生徒会の役員をしていました。文学少女だった私は、文学クラブをつくって下手な詩を書いたりもしていたのですが、多感な時期でもあり教員や大人に対する不信感を非常に強く持っていました。先生たちは自分自身に正直でなく、学生や自治会などが何かを訴えるといつも防御に回ってきれい事でやり過ごそうとする。そのうえ、そもそもは君たちのせいだ、などと言って怒る。そういう大人への不信感が募って「人間がわかるようになりたい」と文学少女なりに思っていました。（▼追記「今も変わらぬ〝大人〟への不信感」参照）

進路を決めなければいけない時期になり、「人間がわかる」ための選択として二つの道を考えました。一つは教師。子どものそばにいて、成長していく過程の中で人はどんなふうに大人になっていくのかを見ることができるから。そしてもう一つは医療者です。自分を飾れないような状況にある人、つまり病気などを抱えてもうぎりぎりの場所に追い詰められた人のそばにいること。このどちらを選ぶかで悩みました。

結局、小・中学校の教員は、転勤が多くてどこへ行くかわからないところが嫌だと思い、医療者のほうにしました。治療してくれた医師ではなく、人の気持ちに寄り添える看護師の道を選んだのです。

「川の流れ全体がわかる人になれ」

そうして地元の大学（**高知女子大学家政学部看護学科**）に入ったものの、教員は六名ほど、学生は二〇名の定員でした。図書館には専門書がほとんどありません。私はその図書館で**メニンガー兄弟**が書いた本をむさぼり読みました。同期は「華の一一回生」と呼ばれていて、美人が非常に多かった。私のあだ名は「ヒーロー」、つまり「ｈｅｒｏ＝男役」というわけで、チャリティのダンスパーティをするとき、下足番は私、レコードを借りてくるのも私、ダンスをする華やかな役は美しい人たちがやってくれていました。今でもその人たちは美しいままです。

私たちにはたっぷりと時間がありました。それが大学時代の一番のメリットだったと思います。いつも学生同士で集まる喫茶店があって、お金がないので一杯のコーヒーしか頼めないけれど、最初にお水が出てきて、コーヒーをいただいた後にもお茶や昆布茶が出てくるのが高知の喫茶店で、何時間いても嫌な顔をされなかったのです。私たちはそこで「これから自分は何をすべきなのか」という議論を延々としていました。

高校生のとき、ある作家から色紙をもらったのですが、そこには「水の中を泳ぐ魚には川全体の流れを理解することはできない。しかし、若者たちにはその流れというものがわかる人になってもらいたい」というようなことが書かれていました。つまり、世の中の潮流がわかる、社会の動きがわかる人になってほしい、というメッセージが込められたこの言葉が私は大好きで、仲間たちの間でも、これからの未来がどうなるかという議論がいつも中心でした。「看護教育もこのままではダメ。看護は大学で教えられる日が来るべきだし、大学院もで

―編集部注―

高知女子大学家政学部看護学科：現・高知県立大学看護学部看護学科。一九四四年高知県立女子医学専門学校設立。四九年高知女子大学（家政学部生活科学科）設立、女性高等教育では七〇年の歴史がある。五二年家政学部に看護学科、九八年大学院看護学研究科を新設。二〇一一年男女共学化によって高知県立大学に校名変更となる。一四年看護学研究科看護学専攻（博士課程）を設置する。

メニンガー兄弟：カール・メニンガー（Karl Menninger、一八九三～一九九〇）、ウィリアム・メニンガー（William Menninger、一八九九～一九六六）。ともにアメリカの精神分析医。兄であるカール・メニ

ある作家から色紙をもらったのですが、そこには「水の中を泳ぐ魚には川全体の流れを理解することはできない。しかし、若者たちにはその流れというものがわかる人になってもらいたい」というようなことが書かれていました。

世の中の潮流がわかる、社会の動きがわかる人になってほしい、というメッセージが込められたこの言葉が私は大好きで……

きるべき。私たちはその礎になろう」とみんなで語り合いました。そのときに「私は基礎教育をやります」と語っていた人や、「私は大学院をやります」と言った人、「いや、私はいわゆる臨床の底上げをする人になります」と主張した人は、その後本当にそうした仕事に携わるようになります。中には看護は嫌だから出ていくという人もいて、彼女は数学の教員になりました。

そんな私たちも七〇歳を超えましたが、今も二年に一度、同窓会を開いています。見渡すと私が最後の現役です。振り返ればそれは、未来の看護教育は大学・大学院となり、看護の質が上がることによって看護師のステータスが上がっていくのだと信じてやまない子ども時代から続いてきた道でした。冒頭にお話をした医師の奥さまから受けた体験は、リエゾン精神看護学の日本への導入につながっていき、看護教育をめぐる仲間との議論は、専門看護師や認定看護師の制度設計をしていく、後の私の役割につながっているのです。

アメリカで受けた文化ショック

卒業後、私は高知を離れ、横浜市民病院の内科病棟で看護師としてのキャリアをスタートしました。当時はまだ人工透析も普及していなかった時代で、若い患者さんたちがたくさん亡くなっていくため、医師たちや私たちはいつも無力感におそわれていました。「なんとかしなければ……。いったい何ができるだろう」と考えた私は、交換留学制度でアメリカへ渡り、がん看護と精神看護、そして心臓内科・外科のインターンとして働くことを選びました。

ンガーの著書にベストセラーとなった『The Human Mind（人間の心）』（一九三〇年）、『精神分析技法論』（岩崎学術出版社、小此木啓吾ほか訳、一九六九年）などがある。

アメリカは度量が大きい国なので――人員不足を補完する意味もあり――、まだアメリカの免許を取得していない私に、日本の看護師免許で重症の患者さんを受け持たせてくれました。配属されたがん病棟では次々と患者さんが亡くなる中、看護師は私だけで、他のスタッフは准看護師と補助者ばかりです。重症ではない患者さんは新卒の准看護師が受け持っていました。そこは福祉重症病棟で、非常に貧しく、かつ症状の重い患者が入院していました。唯一の看護師だった私は、その病棟で責任者として働いたのでした。

アメリカから帰国して、二年ほど教壇に立ちました。しかし教え始めてすぐにわかったのは、自分には知識が何もないことでした。まるで絞りに絞って薄っぺらになった洗濯物のようで、これでは学生に対して責任がとれないと思ったのです。

メンタルヘルスへの文化の影響

私は、もっともっと勉強しなければいけないと思う一方、アメリカで交換看護師として働いた際、カルチャーショックに陥り自分を見失った時期がありました。幻聴まで起きるほどのつらい経験でした。

大学院へ進学しようかと迷っていた私は、上京して東京の街を歩いていたとき、たまたま通りがかったイスラエル大使館に目が留まりました。交換看護師時代に知り合った、後にＷＨＯのチーフナース・サイエンティストとなる、ミリアム・ハーシュフェルドからイスラエルの話を聞いていた私は、そのまま建物の中へ入っていき、対応してくれた人に「自分にはお金がないけれど、あなたの国にある大学へ行って勉強をしたい」という話をしたのです。
あとから考えると、その人はとても位の高い人だったようですが、話しているうちにどうもこの人はうつ状態のようだと気づきました。精神科の看護師だった私は「ユダヤ文化の中で生きてきたあなたが、日本で暮らすことはつらくないですか」と水を向けてみたところ、一気に自分のことを語り始めたのです。この方もまさにカルチャーショックの状態だったのですね。

その高官が声をかけてくれたのか、後にイスラエルのヘブライ大学から「お金を出すから来ないか」という手紙が届きました。そうして奨学金を得た私は、留学先で公衆衛生学を学び「文化の違いによってメンタルヘルスがどう変化するか」を研究して修士論文を書き、母校の高知女子大学に帰りました。

しかし、それでも学び足りない気持ちが収まりません。まだ何か薄っぺらな自分に納得がいかないのです。確かに疫学は語れるし、公衆衛生学も語れる。研究もそれなりにしてきたし、そのための勉強も重ねてきたけれど、看護師としての臨床経験は、アメリカでの三年と日本での二年の、合わせて五年ほど。そんな自分には看護学は語れない。そんな悩みを抱えながら、イスラエルで出会った**アン・J・デイビス**を頼って、アメリカの**カリフォルニア大学サンフランシスコ校**（UCSF）を訪ねました。そうして、またしても「お金はないけれど、ここで勉強したい」と彼女に話したのです。するとアンは「お金は出せないけど、勉強はできるよ」と教えてくれ、カリフォルニア大学の博士課程に留学しました。当時一ドル三六〇円の時代です。日本看護協会出版会のＩＣＮ基金から毎月四〇万円の借金をしました。

アン・J・デイビス：Anne J. Davis。看護倫理の世界的第一人者。カリフォルニア大学サンフランシスコ校名誉教授。UCSFで二〇年にわたって教職に就き、一九九五年より六年間、長野県看護大学教授を務めた。著書に『看護倫理—日本文化に根ざした看護倫理とは』（共著、医学映像教育センター、二〇〇七年）、『看護とは何か』（共著、照林社、一九九九年）、『看護倫理—理論・実践・研究』（共著、日本看護協会出版会、二〇〇二年）がある。

カリフォルニア大学サンフランシスコ校（UCSF）：Univercity of California, San Francisco。一八七三年に設立された医学、看護学、歯学、薬学を専門とする大学院大学。看護学部修士課程

大学に精神看護学講座をつくる

こうして、四〇歳になって学位を取得した後、一九八二年から**聖路加看護大学**に勤め始めました。それまでの私は、看護の本質の面白さを現場で学びながら探求していくことに多くの時間を使っていたと思います。横浜市民病院で看護師を始めたときは朝八時前の勉強会をつくったり、高知女子大学にいたときはヒューマン・ビーイングの会（HBの会）という事例検討会をつくったりと、行く先々で自発的な勉強会を行い、先輩や後輩そして同僚たちと一緒になって議論をしてきました。私にとっての三〇代はそういう時期でした。

一方、聖路加看護大学に呼ばれた理由は、それまで成人看護学の一部だった精神看護学を、日本で初めて大学の講座にするためでした。七〇代だった**日野原重明**先生が私たちに繰り返し言っていたのは、「僕の目の黒いうちにやっておかないと、博士課程なんかできないよ。僕は文部省（当時）に多少顔が知れているから、今のうちにね」という言葉でした。

学内で博士後期課程を経験したのは私だけ（同大学には当時まだ修士課程しかなかった）。しかもそこを出てきたばかりの人間が博士課程をつくっていくわけです。文部省からは「医学とどこが違いますか」と聞かれる。「医学と違うのは当たり前です！」と心の中で思うけれど、その違いをきちんと示さなければいけません。そこで、アメリカから取り寄せた博士課程の学位論文を手に、「こういう研究は医学では行わないですよね」「こういう研究が日本でも必要ですよね」と訴えながら説得に回りました。

では、ナース・プラクティショナー（NP）や専門看護師（CNS）など上級実践看護師（APRN）の育成が行われている。教育だけではなく、臨床でも高い評価を得ている。

聖路加看護大学：現・聖路加国際大学。一九二〇年聖路加国際病院附属高等看護婦学校、五四年聖路加短期大学（三年制）、六四年聖路加看護大学（四年制）となる。八〇年に大学院博士前期課程、八八年に大学院博士後期課程を設置。二〇一四年聖路加国際大学に改称。四年制大学への移行、大学院設置にいち早く取り組み、多くの逸材を輩出、日本の看護教育をリードしてきた。

日野原重明：ひのはら・しげあき（一九一一〜二〇一七）。医師。聖路加その際に、日野原先生が「自分が一緒だと顔が利くかもしれない」とおっしゃって、文部省についてこられ、三〇歳前後の若い官僚の前に座るわけです。すると、あの日野原先生が深々と頭を下げて「よろしくお願いします」とおっしゃるのです。それを見て「ああ、こうしないと通らないんだ」「認可されるとはこういうことなんだ」と教えてもらいました。

一九八〇年、聖路加看護大学に大学院博士前期課程が設置されました。これはあとでわかったのですが、大学設置・学校法人審議会（設置審）で「看護学は医学の一部だ」と主張する委員が多い中、ある経済学の委員が、「看護学は確立している学問ではないが、未来の学問として可能性があるのではないか。博士課程をつくることで医学とは違う学問を育てられるのではないか」という主張をされ、これに賛同してくださった医学以外の人たちが多かったそうです。

WHO研究協力センター誘致

聖路加看護大学に博士課程が立ち上がったばかりのころ、**WHO研究協力センター**を誘致する話が持ち上がりました。**西太平洋地域事務局**（WPRO）から担当者が来日し、日本に指定され得る看護系大学があるのか、大学の関係者や厚生省（当時）の人にインタビューをされていたのです。指定校には学士が必要だったため、私が会うことになりました。

そのころ、千葉大学、東京大学、**公衆衛生院**が博士課程を持っていましたので、「日本というのは和を尊ぶところだ。これらの大学を横につなげて、聖路加が世話役になったらどうですか」と言いました。まあ、若いからできるんです。そんなWHO研究協力センターは世界

国際病院名誉院長ほか。一九四一年聖路加国際病院内科医となる。七三年ライフ・プランニング・センターを設立し同理事長、七四年聖路加看護大学学長。日本で初めて看護大学に博士課程を設置した。聖路加国際病院院長などを歴任。予防医学の重要性を説き、終末期医療の普及にも尽くすなど日本の医学の発展に貢献した。専門書、ベストセラーとなった『生き方上手』（ユーリーグ、二〇〇一年）ほか一般書も含め著作は多い。

WHO研究協力センター：WHO Collaborating Center for Health Systems Research。WHOの活動プログラムを国際的に展開するために指定される拠点。約八〇カ国八〇〇以上の研究施設や大学研究室が協力してい

のどこにもない。私はどこにもないということさえも知らない。でも、話を日本の文化と結びつけたことによって誘致が決まったのです。（▼追記「ＷＨＯ協力センターの指定について」参照）

看護教員も現場へ出よう

現場を五年しか経験していない私は、臨床家としては未熟です。そのため教員の仕事を始めてからもずっと臨床に出ていました。学生実習ではないときに自分自身が現場へ出ていく。例えば高知女子大学では成人の病棟へ入り、亡くなっていく患者さんたちのケアをさせていただくとともに、精神保健センターにも週一回通って自身の患者を受け持ち、面談やグループセッションをしました。そのときの患者さんとは今でもお付き合いがあります。

東京では、三鷹市にある**長谷川病院**にずっと通い続けました。当初、頭でっかちで経験が本当に少ない私は、看護師や医師からすごく警戒されていたのですが、やがて全面的に扉を開いてくれるまでのかかわりが持てるようになりました。私にとって長谷川病院はとても大切な経験の場でありフィールドでもあります。

日本看護協会の副会長そして会長を務めていたころは、看護協会こそが現場だと思っていました。つまり、現場の人たちが所属しているこの大きな組織を通して現場を改善していくということです。

看護教育が大学化したことで生じた大きな間違いを挙げるとしたら、それは看護教員が現場へ出ないことだと思います。例えば医師の場合、基礎系以外の医学部の教授が患者を持た

る。

ＷＨＯ西太平洋地域事務局：Western Pacific Regional Office。ＷＨＯには、加盟国の代表等による意思決定機関である地域委員会と、実施機関である地域事務所からなる地域的機関（Regional Organization）がある。地域的機関は、アフリカ（ＡＦＲＯ）、アメリカ（ＡＭＲＯ）、南東アジア（ＳＥＡＲＯ）、ヨーロッパ（ＥＵＲＯ）、東地中海（ＥＭＲＯ）、西太平洋（ＷＰＲＯ）の六地域からなり、日本は西太平洋地域事務局（ＷＰＲＯ）に属している。

公衆衛生院：一九三八年日本の公衆衛生の改善を目的に、公衆衛生技術者の養成および調査研究を行う厚生省所轄の機関として設立された。

ないことなどありません。そうするために必要な教員数の確保や制度づくりを、当事者である教員自身がそれぞれの所属組織でも主張すべきです。また、日本看護協会や日本看護系大学協議会などの役割も非常に重要です。

研究・教育・実践の時間を確保する

聖路加看護大学では、臨床で働く仲間と「ソーシャルサポート研究会」を立ち上げました。「人のつながりは財産であり、その人が回復していくときにとても大事な役割を果たす」という前提でさまざまな研究を行いました。学位論文は一人で仕上げましたが、研究結果がもっと看護の臨床の場で使われるべきだと思ったので、グループで一緒に研究をしました。それに、私は遊び仲間がほしかった。大学にはそれぞれ文化の色があり、私は「聖路加文化」の人たちと一緒に遊びたかったのですね。研究会は六時に集まってお弁当を食べ、まず遊びが始まるのです。例えば、メンバーだった山本あい子先生は演劇部の人でしたし、井部俊子先生もユーモアたっぷりな人ですから、「世界の泥棒と警察のロールプレイをやろう」「イスラエルの場合はどうなるか」とか、そんなことをやっていました。

そんな研究者のネットワークをつくれたのが四〇代でした。私は五〇歳から兵庫県立大学で学長職に就きました。その仕事を続けていく決断をしたとき私個人の研究は諦めました。研究代表でたくさん研究費をもらい、若い人たちのための環境をつくったり仲間の研究を支えていく方向へ役割を切り替えたのです。

二〇〇二年国立医療・病院管理研究所などと統合し国立保健医療科学院となった。

長谷川病院：医療法人社団碧水会長谷川病院（東京都三鷹市）。精神科、心療内科、内科、歯科。病床数五九〇床。看護理論家のパトリシア・アンダーウッドの指導の下、オレムのセルフケア理論を精神科看護分野に応用するなど、先駆的な取り組みで知られる精神科病院。

グローバル化とローカル化

二〇〇五年にＩＣＮ（国際看護師協会）の会長になろうと考えたのは、世界中で起こる災害の前線にはいつも看護職がいるのに、それがきちんと認められていないという思いと、阪神・淡路大震災での経験を役立てたいと思ったことがきっかけです。

ＩＣＮの中でよく「眠れるジャイアント・アジア」という言葉を聞きました。アジア諸国のメンバーはすごくエレガントで、大人しくて、スマイリーで、それはＩＣＮの財産なのだけれど、いつも「語らない存在」だった。その眠れる集団を目覚めさせていくことが、私も含めたアジアの国々の会長が担う役割だったのです。しかし今ではシンガポールや香港、中国、タイはもちろん、インドネシアなどあらゆる国が日本のリーダーよりも発言し始めています。おそらくＡＳＥＡＮでトップリーダーになるのは、特に看護に多く投資しリーダーを育てているタイだと思います。ほかにも、台湾では政府が奨学金をつけてアメリカに大量のリーダーを送り、自分たちの看護をよくしようとしている。それに比べて、日本はグローバル化への対応がものすごく遅れています。

加えて、この年に、これまで医学界が既得権のように会員を推薦していたため長らく会員を出すことができなかった日本学術会議の会員に、看護界として初めて私が任命されました。これにより、看護学がさまざまな異分野と連携をはかり、社会的な役割を積極的に果たしていくための重要な場が生まれました。（▼追記「日本学術会議について」参照）

もう一つ重要なのは、「中央」を基準に看護を考えてはいけない時代が来ていることです。

ＩＣＮ（国際看護師協会）： International Council of Nurse。各国の看護師協会からなる国際的な保健医療専門職団体で、一八九九年に設立された。「世界の看護を一つにすること」「世界の看護師と看護を強化すること」「保健医療政策に影響を及ぼすこと」を重点目標に、「専門看護実践」「看護規制」「社会経済福祉」の各領域に関する活動を行う。二〇一七年六月現在、世界一三三協会が加盟している。日本看護協会は一九四九年に再加盟。最大の会員数を要する主要会員協会である。

ＡＳＥＡＮ： Association of South East Asian Nations（東南アジア諸国連合）。東南アジア一〇カ国からなり、一九六七年の「バンコク宣言」によって設立された。原加盟国の

ＩＣＮの中でよく「眠れるジャイアント・アジア」という言葉を聞きました。アジア諸国のメンバーはすごくエレガントで、大人しくて、スマイリーで、それはＩＣＮの財産なのだけれど、いつも「語らない存在」だった。

しかし今ではシンガポールや香港、中国、タイはもちろん、インドネシアなどあらゆる国が日本のリーダーよりも発言し始めています。（中略）それに比べて、日本はグローバル化への対応がものすごく遅れています。

高知県にとっての課題は徳島県の課題とは違うということです。それぞれの地方がその地域固有の解決策を必要とするのです。

しかし実際には、徳島の大学でも高知の大学でも成人看護学を同じように教えています。なぜ、それぞれのローカルが抱える課題に焦点化した看護を考え、取り組まないのでしょうか。

都市だけの観点でものごとを考えていても問題は解決しません。どういうことかというと、都市での当面の問題は高齢化です。しかし、地方では今高齢者がどんどん亡くなっていて、高齢化の問題は間もなく収束します。より問題なのは人口減のほうなのです。例えば高知県では、毎年七〇〇〇人ずつ人口が減っています。毎年ですよ。県の人口は五〇万人を切りました。知事が「このまま放っておいたら県がなくなる」と言うほどそれは深刻で、県を生きながらえさせるためには、人々がこの土地でどう生きるかを考えなければいけません。つまりそこから何を言いたいかというと、高知県にとっての課題は徳島県の課題とは違うということです。それぞれの地方がその地域固有の解決策を必要とするのです。

しかし実際には、徳島の大学でも高知の大学でも成人看護学を同じように教えています。なぜ、それぞれのローカルが抱える課題に焦点化した看護を考え、取り組まないのでしょうか。大学は大規模病院としか関係しておらず、小規模な病院との関係がほとんどありません。医療の前線は開業医ですが、そこに大学がかかわってないために地域のニーズが見えないのです。学問は普遍的です。でも地域の大学がその土地の課題を解決できる人を育てなくてどうするのでしょう。今私が取り組んでいるのは、まさにそこなのです。(▼追記「〝地方創生看護〟について」参照)

〈おわり〉

タイ、インドネシア、シンガポール、フィリピン、マレーシアの五カ国に加え、カンボジア、ブルネイ、ベトナム、ミャンマー、ラオスで構成されている。その高い経済成長ぶりが注目されている。

《南氏による追記》

▼今も変わらぬ〝大人〟への不信感

例えばさまざまな看護政策をめぐる厚生労働省の（一部の）役人の態度にも、そういう不信と怒りを感じてきた。ある課題に直面するとき、日本医師会と日本看護協会にはそれぞれにとって大事なことがあり、厚生労働省にとって大事なことがあるとする。そこで、言ってみれば彼らは医師会と看護協会を天秤にかけるのだ。つまり、医師会と看護協会の間で葛藤が生じるところをまず医師会と取引をした上で、看護協会をごまかすような手法を採ったりする。准看護師問題での一連の流れがそうだった。しかし、中にはそうでない人もいる。医政局看護課長だった田村やよひさんがまさにそうだ。当時看護協会会長だった私と厚労省の彼女は、それぞれの立ち位置を守らなければならなかったが、田村さんはいつも、まずは「そうだよね」と私と共感し、共闘できるところから関係を築こうとしてくれた。

▼ＷＨＯ研究協力センターの指定について

ＷＨＯは研究協力センターを日本に一つしか置きたくなかったのだが、私は四つの教育機関が一つのセンターをつくることにすごく意味があると思ったのだ。当時日本でもその重要性が言われ始めたことから、協力テーマは「ＷＨＯプライマリーヘルスケア看護開発協力センター」となった。しかしその後、日本に看護の研究協力センターが指定される中で千葉大学・東京大学・公衆衛生院がそれぞれ独自のテーマでセンターを運営することができなくなってしまったため、あのときの判断には功罪があったと思う。

▼日本学術会議について

日本学術会議は一九四九年に内閣総理大臣所轄の特別機関として設けられた。日本には現在七九万人の科学者がいると言われているが、この学者コミュニティを代表する組織として、現在一二〇〜

二一〇人余りの会員を擁している。その使命は「科学が文化国家の基礎であるという確信に立って、科学者の総意の下に、わが国の平和的復興、人類社会の福祉に貢献し、世界の学界と連携して学術の進歩に寄与すること」であり、「科学の向上発展を図り、行政、産業および国民生活に科学を反映浸透させること」を目的としている。

多様な分野は人文科学、生命科学、理工・工学という三部門にカテゴライズされ、ヘルスケアの分野は第二部の生命科学に属している。会員は六年任期のため、私の後を太田喜久子さんが担い、現在は片田範子さん(関西医科大学看護学研究科長)と小松浩子さん(慶應義塾大学看護医療学部長)が務めている。また、会員と同じ役割を果たす連携会員として、看護学からは現在一五人が任命されている。

さらに同会議では、緊急課題に対応するさまざまな委員会が生まれており、そこにだけ参加する特任連携委員もいる。例えば二〇一六年から看護学分科会の特任連携会員として参加された西村ユミさん(現連携会員)は、「ケアサイエンス」班として「これからの社会におけるケアサイエンスの構築をめざして—看護学からの提案」(「学術の動向」二〇一七年五月号に掲載)をまとめたが、その中心的役割を果たされた。

そして二〇一八年二月には臨床医学委員会と健康・生活科学委員会の合同分科会として「少子高齢社会におけるケアサイエンス分科会」が立ち上がった。これは少子高齢化による人口構造の転換を迎えたわが国において、従来の医学モデルにケアを核とする社会モデルを融合させた教育・研究を行う体制の構築をめざしている。参加分野として看護学・臨床医学・社会福祉学、工学・情報科学に加え、当事者である市民や行政などとの協働が行われている。

このように、日本学術会議はさまざまな専門分野が互いの領域を越境して連携し合う場だが、中でも昨今の大災害での教訓や使命を担い組織された防災減災学術連携委員会(看護界からは山本あい子連携会員が委員)が母体となった防災学術連携体は、防災推進国民会議やさまざまな学術団体や政府などとつながりを持つ学術会議から独立した事業となった。現在およそ一〇〇分野の学会の代表が会員として加入しているが、看護界からは日本災害看護学会のほかに、日本看護系学会協議会として参加しているので、多くの看護系学会の活動が紹介されてきた。

こうした場での活躍がもたらす一番の利点は、看護と異分野との間で多数の人々による交流が進むことだ。かつて私たちは「他職種連携」という言葉を使ってきたが、これからは「多職種連携」の時代なのである。

▼〝地方創生看護〟について

高知女子大学の謝恩会に久しぶりに出席した際に、私は卒業生にこのようなことを言った。「あなたたちが四〇代になったころ、ちょうど南海トラフ巨大地震が高知を襲うかもしれないのよ。そうすると、私の年齢になるころでもおそらくまだまだ復興の段階でしょう。あなたたちは、まさに災害の中で生きていくことになるのよ」。こうした想像力を持ち、自身のライフステージを「地元」の未来とつなげて切実に考える若い人が、今どれくらいいるだろうか……。

二〇一七年に仙台で開催された、第三七回日本看護科学学会学術集会で、私は発案者として「地方創生時代の看護系大学のチャレンジ—看護学の変革と課題」という公開シンポジウムを行った(「学術の動向」二〇一八年六月号に掲載)。これは日本学術会議の会員・連携会員のメンバーでの議論を基に、すでに先駆的活動を行っている大学の方々に協力していただいて実現したセッションである。

日本社会の大きな課題である少子高齢化をめぐっては、都市と地方では例えば人口減少の状況はかなり異なり、地域包括ケアシステムの課題は多様である。またその多様性は地方の大学存続にも大きく影響しており、例えば一五歳人口の予測値において緩やかに減っていく東京に対して、それ以外の地域は急激に減少していく(厚生労働省が都道府県別の平均寿命を公表しているので参考にしてほしい)。

こうした状況下では、それぞれの単位で社会が求めるケア・イノベーションを考えるのが非常に重要であり、本セッションではいくつかの実例を交えながら参加者に向けて問題提起を行った。
これまでの看護は普遍的な知識にこだわり、東京でも高知でも同じ内容の看護教育や研究が行われてきた。しかし一方で、常々「個別性を重視すること」を主張してきた看護は、これからもそのやり方でよいのだろうか、というのがここでの主題だった。

セッションを終えて

綿貫成明

看護を切り拓く「絆」と「しなやかさ」

南先生をはじめ、看護を切り拓いた方々のライフストーリーズをあらためて拝読して感じたことから、大まかに二つほどポイントを挙げたいと思う。

一つは、さまざまな人々との出会いや絆を基に、看護の先端を行く流れを生み出された点である。ちょうど日本の高度成長期に当たるそのころは、歴史的にも「激動の時代」であったが、その中で人々とつながり合って絆を結ぶことを通して、新しい何かを生み出されてきた。学友や師匠との出会いで、留学先で、あるいは災害であっても、それらを偶然として流さずにつかみ取り、チャンスとして生かし切ってこられた。激流を渡りながらも、なんらかの偶然で出会った人とつながり合っていくことで、偶然が必然となって発展していく、奇跡的な「軌跡」が結果的に生じていた。

もう一つは、そのときその場の状況に応じて、ご自身の「直観」を信じつつも「しなやかさ」を持って突き進まれてきた点である。南先生が大切にされている「川の流れ全体がわかる人になれ」という言葉には、直観的にその場、そのとき、その流れを読み取り、日本のどこでも、世界のどこでも、心が折れるような出来事があっても、「しなやかさ」で跳ね返して逆境を順境に創り変える勢いがいつもそこにあった。七人の誰もが、その時代の先のあるべき姿を見通しながら、また流れを引き寄せるようにしながら突き進まれてきたのだ。

エネルギーを蓄え、それを発揮する

一方で、自分自身の歩んできた軌跡を振り返ってみると、持って生まれた体質なのか、どちらかと言うと「疲れやすく」「充電が切れやすい」傾向がある。エネルギーが常にほとばしるほど満ち溢れているわけではないので、これまでいつも、ものごとに取り組むときはまずエネルギーを蓄え続け、蓄えに蓄えてからそれを発揮するというスタイルをとってきたように感じる。そのため、普段は地味に地道に、続けられることを続ける、ということをしてきたと思う。

人の特性は、それぞれである。特徴の異なる者同士が力を合わせるところに、チームとしての強みが発揮される。特性の異なる者同士の「チーム」がエネルギーを発揮するとき、看護がなんらかの形で「切り拓かれる」。そのため、あまり周りに気を遣い過ぎず、自身のポリシーやスタイルを持ちながら、それを生かせるときと場とチームを選んで発揮し、前進できればよいと思う。

私自身、看護実践の道に足を踏み入れ、臨床の現場で人の人生の一部、人の生活と病の体験の一部にかかわる醍醐味と責任の重さを、痛切に感じる毎日を送っていた。そのころに体験できたさまざまなことに対して、私は今でも感謝している。その後、教育と研究に場がシフトしたが、キャリアの中で「自分の身を置く環境を変える」転機が何度か訪れた。教員経験も、留学経験も、職場を変える経験も、エネルギーを貯め込む充電期間の後に、エネルギーを発揮して進展・変化する時期があった。転機には、自らの意思が半分以上はあったが、もちろんお世話になった上司や先輩からの声かけや支援があった。「川の流れ」がわかっていたか定かではないが、すべて「ご縁」があり、エネルギーの充電と準備ができていたからこそ、そのときのその自分にとってよりふさわしい「準備された道」を選べた、と感じている。

身を置く環境を変えることで見えるもの

転機では身を置く環境も変わるものだ。その人にとって望ましい、同じ環境に身を置くべき「期間」は、人それぞれ、状況それぞれであろう。自分自身は、充電に時間がかかるのと同様、三年以上、できれば五年くらいは一つの環境に身を置き、大変な思いもやりがいも、一通りしてみることで成長できると考える。想定される期間はあくまで暫定的なもので、人によっては四年かもしれないし、一〇年かもしれない。そしてもちろん、それは年数の長さだけで測れるものではないかもしれない。

私の場合は、異文化に身を置くことで、それまで見えていなかったことに気づかされる機会にも恵まれた。日本を出て外から眺めることで、この国のよさと課題をあらためて知り、また「英語」という共通言語でアジアや中近東の人と看護について語り合えたことは、留学における成果の一つである（詳しくは、拙著『看護留学へのパスポート：専門職の道』、Chapter23「ものごとの捉え方、考え方を留学から学ぶ」、日米医学医療交流財団編、はる書房、二〇一七年、に記した）。

足元もよく見ながら、これからの世界をよく見る

教育・研究の立場に身を置き、さまざまな課題や展望を考えながらの日々。足元をしっかりと見ながら進まないと、思わぬところで階段を踏み外したり、段差につまずいたりする危険もある。それだけでも精一杯な毎日であるが、目の前のことばかりに集中すると、だんだんと見えなくなってくることがある。

変化の先、川の流れがわかりにくい時代になってきたからこそ、ふと目を上げて遠くをよく見る時間を意図的につくることが大切だ。目標は何であったか、それでよかったか、五年後、一〇年後はどうか。二〇年後、三〇年後に、社会から「看護」に対して何を求められ、それがどのように評価されているか。看護と関係する医療職だけでなく、福祉職や行政職、そして異業種・異業界の人ともかかわることで、それぞれの視点と強みを生かし合える。看護を切り拓いた方々のライフストーリーズには、その先にめざしたいものをめざし、創意工夫していくためのヒントが詰まっている。

おわりに～二つの物語

本書に登場した七人の先輩方と伴走したのは、この当時のＪＡＮＳ若手研究推進委員会／ＪＡＮＳ若手の会のメンバーです。この会は、日本学術会議若手アカデミー委員会の発足と同時期に、日本看護科学学会（ＪＡＮＳ）内での設置が進められました。二〇一三年のことでした。三人の初期メンバーが手探りで準備と活動を行い、二〇一五年には本書に登場した八人のメンバーを委員とする若手研究推進委員会（ＪＡＮＳ常設委員会）となりました。

第一期委員会では、ネットを活用した調査を行い、若手が抱く課題や希望を把握し、現在行っている若手研究者向けのＪＡＮＳセミナーの土台をつくりました。若手同士のネットワークづくりもこの会の大切な活動ですので、メーリングリストをつくって情報をシェアしたり、ほかにも情報収集やさまざまな提案を行いました。また、毎年の学術集会では、交流集会や若手サロンの企画を通じて多くの議論を続けてきました。

これらの活動は、若手研究者が有機的につながって意見を出し合う検討会や議論の機会を加えながら継続しています。とりわけ、エリアコーディネーターという役割が各地域でネットワークをつくり出し、それぞれの活動を推進する仕組みは、若手たちの求めによって生まれてきました。今後、こうした活動が看護界の大きなうねりとなり、次世代の看護を創造していくことを期待します。いや、もうすでに動きつつあることを考えると、その種は発芽し、その根は地中に深く広がっているのではないでしょうか。

今回の「偉大なる先輩看護者との交流会」の実施と、それを基に編まれた本書も、ＪＡＮＳ

若手の会の活動を推進させるインパクトを持つものになりました。なんといっても、日本の看護界を牽引してきた七人の先輩方が語るライフストーリーズは、とても刺激的です。読み始めたら止まらず、強く引き込まれたのと同時に、私自身も「何かを始めなければ」と感じました。それは、若手の会のメンバーたちも同様だったと思います。各ストーリーの末尾に記された、「セッションを終えて」でコメントをしたすべてのメンバーが、〝自分のこれまでの経験〟を振り返り、次なる活動の可能性を記述している点が、そのことを物語っています。この可能性はきっと実現に向けて動いていくことでしょう。

ハーヴィ・サックスという社会学者の書物に、「第二の物語」という概念があります。この概念は、最初に語られた物語――これを第一の物語といいます――に対し、それを受けた者が理解を示す方法としてつくられました。〝第二〟であるためには、第一の物語と同様の内容で、なおかつ同様の構造を持ちつつも、独自のバリエーションを組み入れたものである必要があります。

本書では七人の先輩方が、ご自身の歴史を、チャレンジしてきたことや考えてきたことを、そして現在の看護の課題を率直に述べられています。この第一の物語は、若手たちに〝自分のこれまでの経験〟を振り返ることを促していました。まさに同様の内容で、また同様の構造で。それぞれの若手が、どのように各ライフストーリーに触発され、また理解を示したのかが、先生方の語りに続く「セッションを終えて」を読むことで伝わってくると思います。

とりわけ第一の物語では、先生方の〝自分のこれまでの経験〟が人生のストーリーになっていたように思います。ご自身の人生の歩みという形式で語られておらずとも、その中で考え、大切にし続けてきたこと、という意味で厚みを持った歴史となっています。他方で、それを受けた第二の物語は、その経過を歩んでいる最中の、いわば現在進行形のストーリーです。そのためではないでしょうか、若手たちは第二の物語を完結させず、先輩方のライフストーリーズを自分たちへの〝挑戦状〟と受けとめることで、自身の看護について考え、課題を吟味しそれぞれの意見を提案し始めています。いわば〝未完〟の第二の物語として、未来の可能性を表したものとして見て取れます。それだけを読んでも、ハッとさせられ、またわくわくさせられる内容も多くあります。それは七つのライフストーリーから直接、エネルギーと情熱を受け取ったことの証でしょうか。これら二種類の物語に触れた読者の皆さんには、ぜひ第一に対する、そして第二に対するご自身の「第二の物語」を編んでいってくださることを期待します。

「JANS若手の会」は、二〇年、三〇年先の未来を志向し、若手研究者自らが活躍する時代の学術を想像しつつ、創造することを活動の目的としています。今回のモーニングセッションを通して、さらには、それを振り返る機会である本書を通して、これまでの看護の継承と、若手の会の活動をともにつくること、さらに発展させていくことが実現できたのではないかと思います。この機会を与えてくださった、第三六回日本看護科学学会学術集会会長と、企画委員の皆さまに感謝いたします。

二〇一八年一〇月

JANS若手研究推進委員会　委員長
JANS若手の会
西村ユミ

看護《かんご》を未来《みらい》につなぐ　ライフストーリーズ

2018年12月10日　第1版 第1刷発行　〈検印省略〉

編 集——第《だい》36回日本看護科学学会学術集会企画委員《かいにほんかんごかがくがっかいがくじゅつしゅうかいきかくいいん》

協 力——2015〜2017年JANS若手研究推進委員会《わかてけんきゅうすいしんいいんかい》

発 行——株式会社 日本看護協会出版会

〒150-0001 東京都渋谷区神宮前5-8-2 日本看護協会ビル4階

注文・問合せ／書店窓口：tel.0436-23-3271　fax.0436-23-3272

編集：tel.03-5319-7171　web：http://www.jnapc.co.jp

編集協力——石川奈々子

印 刷——株式会社 フクイン

ISBN978-4-8180-2138-9